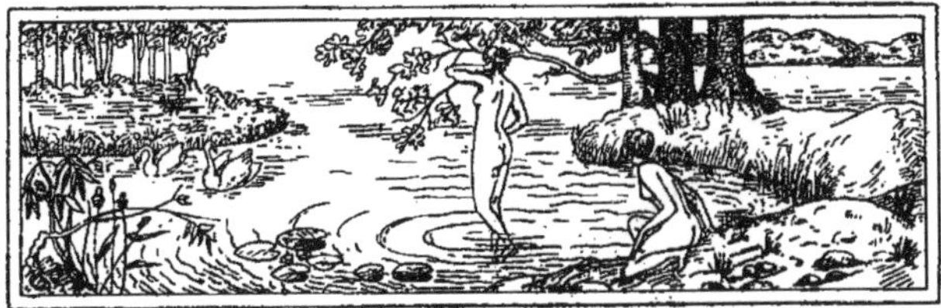

LE
Bain Turco=Romain

SES APPLICATIONS
HYGIÉNIQUES ET THÉRAPEUTIQUES
ÉTUDE MÉDICO-HISTORIQUE

PAR

LE DOCTEUR OSCAR JENNINGS

de la Faculté de Médecine de Paris
Fellow of the Royal Society of Medicine de Londres

PRÉFACE DU DOCTEUR J. LUCAS-CHAMPIONNIÈRE

Membre de l'Institut
Membre de l'Académie de Médecine

PARIS

VIGOT FRÈRES, ÉDITEURS

23, PLACE DE L'ÉCOLE-DE-MÉDECINE, 23

—

1912

LE

BAIN TURCO-ROMAIN

SES APPLICATIONS

HYGIENIQUES ET THÉRAPEUTIQUES

ÉTUDE MÉDICO-HISTORIQUE

DU MÊME AUTEUR

1. — *Sur un nouveau mode de traitement de la Morphinomanie, l'Encéphale*, 1887.

2. — *The Cure of the Morphia Habit*. London, 1890.

3. — *On Morphinomania. Contribution au Medical Annual*, 1894.

4. — *On the Physiological Treatment of the Morphia Habit. The Lancet*, 1901.

5. — *The Cure of the Morphia Habit without suffering*. London, 1901.—Traduction Française de M. Albert Ball. Maloine, Paris, 1902.

6. — *Heart Tonics and Vichy Water in the treatment of Morphinism. — Medical Press and Circular*, 1909.

7. — *The Morphia Habit and its Voluntary Renunciation, Baillière, Tindall and Cox*, 1909, p. 500. — Traduit en partie par le Docteur H. Mignon, sous le titre : *Morphinisme et Morphinomanie. Les différentes méthodes de sevrage sans souffrance*. Vigot Frères, Paris, 1910.

8. — *Étude Psychologique sur l'habitude de la Morphine et son Traitement. — Journal des Praticiens*, 1909.

9. — *Technique de la Démorphinisation. — Médecine Moderne*, 1909.

10. — *Un cas de Morphinomanie datant de six ans et compliqué d'albuminurie guéri en douze jours sans contrainte ni souffrance*, avec discussion à la Société d'Hypnologie et de Psychologie. *Revue de l'Hypnotisme*, Mars 1910.

11. — *The Morphia Habit, Morphinomania, and other Drug Addictions : their cure without suffering. A study of different methods of treatment. — The Medical Magazine*, 1910.

12. — *Deux cas de Morphinisme remontant à vingt-cinq ans, sevrés par la Méthode Physiologique rapide et sans souffrance. Revue de Psychothérapie*, 1911.

13. — *The Treatment of Drug Addiction and the Prophylaxis of Relapse*. Mémoire lu au Congrès annuel de la British Medical Association. Birmingham, 1911. — Publié dans le *British Medical Journal*. Oct. 7, 1911.

LE

Bain Turco=Romain

SES APPLICATIONS
HYGIÉNIQUES ET THERAPEUTIQUES
ÉTUDE MÉDICO-HISTORIQUE

PAR

LE Docteur Oscar JENNINGS

de la Faculté de Médecine de Paris
Fellow of the Royal Society of Medicine de Londres

Préface du Docteur J. LUCAS-CHAMPIONNIÈRE

Membre de l'Institut
Membre de l'Académie de Médecine

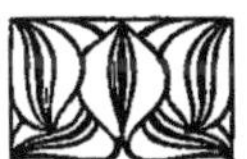

PARIS

VIGOT FRÈRES, Éditeurs

23, PLACE DE L'ECOLE-DE-MEDECINE, 23

—

1912

PRÉFACE

Mon confrère et ami le Docteur Jennings m'a demandé quelques mots d'introduction pour son travail sur le bain Turco-Romain. Je pense qu'il a eu pour cela deux raisons : la première, c'est qu'il sait que je suis un de ceux qui ont pratiqué ce genre de bains depuis de longues années ; la seconde, c'est que je compte parmi ceux qui ont le plus étudié les mouvements, les sports et toutes les actions, qui ont souvent entraîné à la pratique de ces bains d'air chaud et de l'hydrothérapie.

J'en ajouterai une troisième : c'est que je suis aussi très partisan de la méthode historique. Je veux dire, par là, que je pense que nous avons tort de traiter sans ménagement des faits d'expérience qui remontent à la plus haute antiquité, les pratiques que nos ancêtres ont appréciées comme capitales, et de penser que, seules, nos méthodes modernes, basées sur nos raisonnements de science récente, sont dignes de notre attention.

Est-il bien facile de justifier les pratiques du bain Turco-Romain par nos connaissances actuelles ? Je n'en suis pas convaincu. Les sudations poussées à l'extréme, les massages quelquefois violents, les transitions brutales de température, peuvent-elles être admises ? Peut-on bien déterminer leur raison d'être ? Peut-on bien expliquer comment ces procédés sont si bien supportés ? Il est évident que, théoriquement parlant, on peut faire aux bains Turco-Romains certaines objections.

Cependant, pour quiconque les a pratiqués et les a étudiés de près, sans idée préconçue, il est de toute évidence qu'ils permettent de supporter des actions physiques qui, au premier abord, pourraient paraître intolérables, et que pour beaucoup de sujets, ils n'ont pas seulement une action hygiénique très heureuse, mais aussi un effet thérapeutique d'une efficacité incontestable.

Mais faut-il admettre qu'un moyen physique aussi actif, aussi utile, aussi séduisant pour ceux qui le cultivent et qui ne sont que trop entraînés à en abuser, soit toujours sans inconvénient ? *A priori*, cela ne peut pas être et l'expérience nous montre quelques-uns des inconvénients de l'abus. Aussi nous paraît-il tout à fait heureux qu'un médecin, bien au courant de tous les moyens de la physiothérapie moderne et de la thérapeutique des intoxications médicamenteuses, bien au courant également de toutes les précautions matérielles qu'il faut savoir opposer aux difficultés des traitements physiques, ait pris la peine de faire une sérieuse étude clinique et expérimentale du bain Turco-Romain, moyen trop peu connu de la généralité des médecins.

Nous espérons que cette étude ne sera pas seulement la mise au point d'une technique thérapeutique très précieuse, mais qu'elle encouragera les médecins, nos contemporains, à prêter une attention plus entière à tout un ordre de thérapeutique par les mouvements actifs, par les mouvements passifs et par les agents extérieurs qui peuvent remplacer les médicaments ou compléter leur action et, par là, contribuer puissamment à enrichir l'arsenal médical, trop souvent limité aux substances médicamenteuses.

J. LUCAS-CHAMPIONNIÈRE.

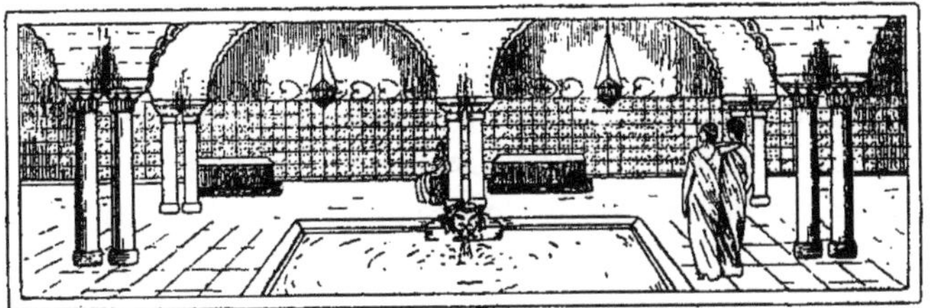

AVANT-PROPOS

Dans un essai de vulgarisation traitant de l'utilité hygiénique de la sudation, on s'attendrait peut-être à trouver quelques données préliminaires sur l'anatomie de la peau, et sur le fonctionnement de l'organisme, démontrant que le bain Turco-Romain est un procédé réellement scientifique.

Un tel exposé nous paraît dans l'espèce entièrement superflu, car la valeur du bain Turco-Romain se démontre, non par des raisons théoriques, mais par l'expérience, par le consensus général d'opinions de tous ceux qui l'ont pratiqué. Je dis pratiqué, car une expérience personnelle est indispensable pour se former une opinion suffisamment motivée pour avoir le droit de se prononcer dans un cas particulier sur l'opportunité ou l'inopportunité de cette hygiène.

C'est ce qu'a reconnu le Professeur Rostan, aujourd'hui presque oublié, mais qui fut une des gloires de la Faculté de Médecine de Paris au milieu du siècle dernier. « Aux lumières incertaines de la théorie, qui

*tant de fois ont égaré la médecine dans ses investi-
gations, fait observer Lambert qui le cite* (1), *doit
succéder désormais le flambeau de l'expérience.* « *Que
celui qui voudra nier, dit Rostan en parlant du bain
turc, descende dans sa conscience et se demande s'il a
répété les expériences, s'il les a faites assez nombreuses
et avec assez de soins, dans le véritable dessein de
s'instruire.* S'il se trouve dans ces conditions, il est en
droit de juger : jusque-là, qu'il s'abstienne ; il n'est pas
compétent. »

*Les expériences jugées nécessaires par l'ancien Pro-
fesseur de l'Ecole de Médecine de Paris,* « *assez nombreuses, avec assez de soins, et dans le véritable but de
m'instruire* », *je les avais déjà faites, il y a vingt-cinq
ans, lorsque je fis paraître une première étude sur
cette question. Depuis cette époque, la pratique constante du bain, la fréquentation de gens qui en ont fait
un usage quelquefois journalier, et ce, depuis vingt,
trente et même quarante années, n'ont fait que me
confirmer dans mes premières conclusions.*

*Je dois dire que ce que j'ai fait moi-même n'est nulle-
ment exceptionnel, et pour prévenir l'objection de ceux
qui de parti pris ou par simple ignorance soutiennent
que la fréquente pratique de la sudation doit être affaiblissante, je mentionnerai que beaucoup des habitués
du Hammam sont des hommes âgés, ayant souvent
dépassé la soixantaine. Tous ceux que j'ai questionnés
du reste, vieux ou jeunes, s'accordent pour reconnaître
que c'est au Bain qu'ils doivent la conservation de leur
vigueur et l'absence d'infirmités dont souffre le commun
des mortels.*

(1) Traité sur l'Hygiène et la Médecine des Bains Russes et
Orientaux à l'usage des Médecins et des gens du monde. *Paris, 1836.*

J'y rencontre fréquemment le Commandant de Béville, qui a pris son premier bain le lendemain de l'ouverture du Hammam, et qui depuis est toujours resté un fidèle. M. Camille Bellaigue, l'érudit critique et l'historien de la musique ancienne, un habitué régulier depuis 35 ans. Le Comte de Beaumont, M. Germe et M. Émile Augé sont également des fervents. M. André Falize, le délicat artiste, prend le bain régulièrement; de même M. Irving A. Lyon, ancien champion de l'Aviron de l'Amérique, fondateur, il y a un quart de siècle, du « Turkish Bath » de « l'Athletic Club » de New-York, qui le pratique journellement depuis cette époque. M. de Folleville, le député de Rouen, M. Roumanille, neveu de Mistral, qui malgré leurs cheveux blancs restent toujours jeunes, sont également des fidèles du Hammam depuis sa fondation. M. Caule reconnaît aussi devoir au bain sa persistante jeunesse. L'initiation du Marquis de Pothuau remonte à 1876. Le Comte Guy Le Gonidec n'a pas manqué un jour depuis de nombreuses années. Le Prince Michel Murat et le Professeur Poncet, celui-ci prince de la science, prennent aussi un bain quotidien. M. Houdart, ancien ami de Pasteur et d'Armand Gautier, et dont les importants travaux sur le titrage des vins sont bien connus du monde scientifique, donne un exemple particulièrement instructif, car, gravement atteint il y a cinq ou six ans d'artério-sclérose avec une tension de 22 au sphygmomanomètre constaté par Huchard, il continua néanmoins l'usage habituel du bain. Le régime végétarien et l'abstinence de boissons alcoolisées aidant, il a vu disparaître tous ses symptômes et se sent aujourd'hui parfaitement bien portant. Je citerai encore M. Paul Brion, qui, malgré son corps

*d'athlète, devint à l'âge de quarante-sept ans neuras-
thénique et arthritique à la suite de surmenage sportif.
Grâce au bain, sa santé s'est rétablie entièrement,
mais il continue à fréquenter le Hammam avec une
religieuse régularité. C'est aujourd'hui un tireur et un
marcheur de premier ordre et il attribue sa belle santé
actuelle à l'hygiène qu'il pratique. Comme tous les
vrais croyants, il n'a aucune crainte de refroidissements. « Je puis toujours, me disait-il, me débarrasser
d'un commencement de rhume ou de bronchite en
allant au Hammam. » C'est pour lui le vrai Temple
d'Esculape.*

*Je mentionnerai encore quatre personnalités bien con-
nues : Le Prince Georges de Grèce, qui ne manque jamais
de se rendre au bain lorsqu'il se trouve à Paris et qui le
considère comme la meilleure hygiène qu'on puisse
pratiquer en dehors des sports, le Prince de la Tour
d'Auvergne, le Marquis de Cornulier et M. Gordon
Bennett, dont je fis la connaissance au Hammam en
1887. M. Bennett, qui a maintenant 70 ans passés, continue toujours l'hygiène qui l'a maintenu en santé depuis
quarante ans, prenant des bains de lumière incandescente
suivis d'immersion dans de l'eau à 18° trois ou quatre
fois par semaine. Il se sert d'un appareil perfectionné
de son invention, même à bord de son yacht.*

*Mais celui qui détient le record de l'ancienneté, à
Paris, est certainement M. Frédéric Heuer, inventeur
de la pâte qui porte son nom et qui a apporté un si grand
perfectionnement à la typographie. M. Heuer, qui est
également âgé de 70 ans, fut initié au bain Turco-Romain
à Vienne en 1862. Il le pratique par conséquent depuis
un demi-siècle, et ne se sert jamais d'autre médecine.*

Il me serait facile d'allonger indéfiniment cette liste

de personnalités marquantes à Paris et à Londres, mais les extraits suivants d'une lettre qui m'a été adressée par M. Reginald Huth sont plus intéressants au point de vue de la documentation. « Ayant pris, dit-il, des bains Turco-Romains depuis près de quarante ans, je suis mieux placé pour en parler que beaucoup d'autres gens. J'ai la plus entière confiance (implicit faith) dans leur efficacité, et je ne connais aucune maladie où ils ne sont pas à recommander. Ils sont spécialement utiles dans la goutte, le rhumatisme et les refroidissements, précieux pour les meurtrissures et les entorses. Personnellement, j'en ai pris de huit à neuf mille ; la moyenne ayant été de 260 par an. Si je vivais toute l'année à Londres, ma moyenne serait de beaucoup plus élevée..... Il faut éviter de se hâter et de se presser (hurry and worry). Il faut désintéresser l'esprit de toute préoccupation et ne pas lire dans l'étuve. La lumière doit y être obscure, l'excès d'éclairage électrique est un abus. »

« On devrait chercher à atteindre dans le bain l'état mental que les Abyssiniens dénomment « Kyef » ou « Kief ». C'est un état d'âme qui consiste en une absence complète de préoccupations ou de sensations d'aucune espèce. Le corps et l'esprit doivent être également dans un état de tranquillité parfaite. L'imagination même ne doit pas travailler, ou, en tous cas, si faiblement, que toute idée suggérée par des sons ou odeurs agréables, mais à peine perceptibles, devrait disparaître instantanément, sans laisser la moindre trace dans la mémoire. »

Ennemi de toutes les innovations modernes, M. Huth est un Orientaliste convaincu, mais dont l'idéalisme, je le crains, serait un peu difficile à mettre en pratique dans les Hammams européens. « Le vrai bain Turc, dit-il, est sublime dans sa simplicité, et ce n'est pas en le compliquant qu'on pourra le perfectionner. »

Les témoignages qui précèdent ont leur valeur, mais je ne me suis pas borné à recueillir les avis de mes « Compagnons du Bain ».

Pour démontrer combien étendues ont été mes recherches, je dirai que j'ai fait des expériences qui offusqueraient le solide bon sens de bien des personnes non initiées. Depuis un quart de siècle, je prends des bains Turco-Romains aussi souvent que je peux. Tous les jours, quand cela m'est possible, comme hygiène ; comme expérience, j'en ai pris deux et même trois dans une journée. Par curiosité scientifique, je suis resté dans des étuves où le thermomètre enregistrait de vingt à trente degrés au-dessus de l'eau bouillante. Dix minutes après, je traversais la piscine à $10°$ ou $15°$, passant dans ce court espace de temps par une différence de température de plus de 100 degrés centigrades.

J'estime donc avoir le droit de me prononcer en connaissance de cause, et sur l'absence de danger du bain Turco-Romain, ainsi que sur sa très grande valeur hygiénique et thérapeutique.

Aussi, depuis vingt-cinq ans je le prescris chaque fois qu'il me paraît indiqué et j'ai constaté non seulement des résultats immédiats, qui pourraient être discutés, mais j'ai vu revenir à la santé complète et permanente des gens qui avaient été auparavant toujours plus ou moins malades ou souffreteux.

Pour le public en général, en médecine, le post *se confond presque toujours avec le* propter hoc. *Un traitement est appliqué, la guérison qui devait se produire s'ensuit, et c'est ainsi que se fait la réputation de la plupart des remèdes supposés. On pourrait donc contester, à ce point de vue, l'importance de quelques-uns des résultats attribués au bain turc, mais le fait brutal reste, que beaucoup de malades chroniques ayant subi préalablement tous les traitements classiques, et qui désespéraient de la guérison, se considérant à tort ou à raison comme incurables, ont vu disparaître des affections très tenaces, et ont recouvré la santé après avoir adopté le traitement du bain turc.*

Lecteur, si ce petit travail de compilation vous donne le désir d'essayer le bain comme hygiène ou comme traitement, rappelez-vous l'opinion de Rostan, que le médecin même le plus savant à d'autres points de vue, qui ne l'a pas expérimenté lui-même, n'est pas compétent pour juger de son opportunité dans la plupart des cas. Si donc, un docteur sans expérience personnelle et prévenu contre ce moyen de traitement vous en défend l'emploi, adressez-vous, pour avoir un avis mieux motivé, à un des nombreux praticiens qui en font eux-mêmes usage, et qui sont mieux qualifiés par conséquent pour vous donner un conseil utile.

O. J.

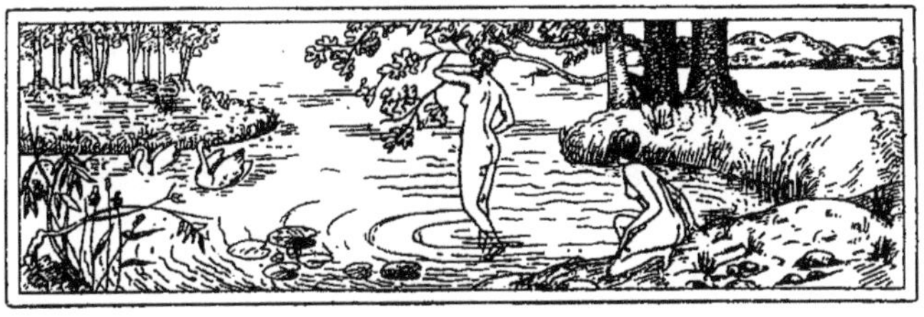

LE BAIN TURCO-ROMAIN

I

ES bains furent en usage dès l'antiquité la plus reculée. Les premiers hommes se baignaient dans les fleuves et dans la mer. Les sources vives, les ruisseaux peu profonds où coule une eau limpide, d'une fraîcheur tempérée, les attirèrent pour y plonger leurs corps fatigués, ruisselants de sueur après les exercices pénibles de la chasse ou de la lutte. Les premiers qui se réunirent en société transportèrent dans leurs habitations ces utiles pratiques qu'ils devaient à la seule nature avant d'être arrivés à un état de civilisation plus avancé. C'est dire que tous les peuples indistinctement ont employé les bains par instinct. Sans aucun doute les Egyptiens, les Perses, les Hébreux, et, en général, les Orientaux y ont apporté les plus hauts perfectionnements, mais dans l'antiquité deux peuples dont l'histoire résume celle du monde nous offrent seuls quelque intérêt au point de vue de cette étude.

BAINS CHEZ LES GRECS

Le premier et le plus illustre des anciens poètes nous parle de la pratique usuelle des bains, dès les temps héroïques de la Grèce. C'est d'abord Ulysse qui raconte ses aventures dans le palais de la magicienne Circé : « Une nymphe apporta de l'eau, alluma du feu, et disposa tout pour le bain... On versa l'eau chaude sur ma tête, sur mes épaules ; on me parfuma d'essences exquises... » C'est encore Télémaque qui est conduit en grande pompe au bain à Pylos et dans les états du roi Ménélas. On voit que c'était une manière d'honorer les étrangers de haute origine que de les emmener au bain. Les légendes mythologiques nous apprennent que les bains chauds étaient consacrés à Hercule : c'est dire que leur emploi était lié aux exercices athlétiques. Si nous voulons remonter, dit Laurent Joubert (1), jusqu'aux temps fabuleux, nous lisons, dans Strabon, que les premiers bains furent consacrés à Hercule, parce que, dit Pisandre, Minerve prépara un bain de vapeur au héros de la fable pour le délasser de ses pénibles travaux. Athénée, qui attribue cette galanterie au dieu Vulcain, ne parle que d'un bain d'eau chaude. Quoi qu'il en soit de ce point historique, dont nous ne garantissons pas l'authenticité, malgré l'imposante autorité de Baccius, il est certain qu'à Sparte, où les exercices du corps étaient la base de l'éducation civique, les bains tenaient la meilleure place ; ils étaient assez vastes pour que les Lacédémoniens des deux sexes pussent y nager à l'aise. D'après tous ces récits, il paraît ressortir que

---

(1) *De Balneis Antiquorum Romanorum et Græcorum,* 1645.

les bains consistaient en affusion de liquide froid ou
chaud, suivies d'onctions parfumées, dans des cuves
d'airain. L'emploi des étuves ne fut imaginé que
quelques siècles après, lorsque les guerres mirent la
Grèce en rapport avec les peuples d'Orient. Hérodote,
qui écrivait vers 450 av. J.-C., est un des premiers qui
en fassent mention quand il compare les fumigations
grossières des Scythes avec les étuves des Grecs. Il nous
apprend que « les Scythes employaient sous forme de
fumigations des vapeurs de graine de chanvre. Ces
graines, jetées sur des pierres rougies au feu, répandaient
de grandes vapeurs. Il n'y avait point en Grèce d'étuve
qui eût plus de force ». Peut-être les Grecs reçurent-ils
le bain de ce peuple nomade, avec lequel ils entrèrent
en communication après cette grande époque mytho-
logique. Cependant, il est probable qu'ils apprirent à
les connaître pendant les guerres qu'ils eurent à soutenir
contre les Asiatiques. Car, au rapport de Soranus,
l'origine des bains de vapeur en Grèce ne remonterait
qu'à la huitième olympiade (744 av. J.-C.), ou lors de
la guerre du Péloponèse (431 av. J.-C.); et selon Pline,
ce fut en l'an 300 de Rome, lorsque Artaxerxès, roi des
Perses, occupait l'Hellespont et la plus grande partie
de la Grèce (404 av. J.-C.). L'autorité des plus célèbres
philosophes de ce pays, Socrate, Platon, Aristote, qui
rappellent sans cesse, dans leurs écrits, le fréquent
usage que les Asiatiques, et surtout les Perses, faisaient
de ces bains, milite en faveur de cette opinion.

Cependant, au rapport de Dion, les Laconiens, les
plus anciens des Grecs, s'attribuaient l'honneur de cette
précieuse découverte, et donnaient à leurs étuves le nom
de *Laconium,* qu'elles conservèrent encore après leur
importation dans Rome.

Au point de vue de l'usage médical des bains, on trouve assez d'indications. Les Asclépions, où se gardaient les secrets et les mystères d'Esculape, étaient placés dans les bocages où coulaient des sources d'eaux vives ou minérales que les prêtres savaient habilement utiliser, pour ne pas dire « exploiter ». « Les profanes ne pouvaient pénétrer dans le temple avant d'avoir subi des purifications. On leur faisait prendre des bains d'eau commune ou minérale, accompagnés de frictions, d'onctions et de fumigations (1) ». Hippocrate lui-même donne de très sages conseils pour l'administration des bains en cas de maladie. « On doit avoir une pièce qui ne fume point, beaucoup d'eau qui se renouvelle incessamment et qui ne vienne point à flots à moins que cela ne soit nécessaire. » Plus loin, il parle des frictions suivant et précédant les affusions qui doivent être rapides et rapprochées. Il donne la préférence aux éponges sur les brosses trop dures. « L'on doit, ajoute-t-il, ne pas laisser le corps trop sécher avant de l'oindre ; il convient de sécher la tête le plus possible, et de ne pas laisser refroidir ni les extrémités, ni la tête, ni le reste du corps. »

Les inscriptions monumentales ne sont pas plus explicites sur la disposition des bains et sur les usages qu'on observait. Ce qui est certain, c'est qu'ils étaient en très grande vogue. Seules les prêtresses de la Grèce, jalouses de conserver la pudeur et l'austérité si chères à la Grande Déesse, s'abstenaient du bain. Cela n'en empêchait pas la vulgarisation et l'on rapporte que, lors de la prise d'Alexandrie par les Arabes au viie siècle de notre ère, on y compta jusqu'à 4.000 bains.

(1) Traduction Darembert. — *Œuvres d'Hippocrate.*

PRATIQUES BALNÉAIRES
CHEZ LES ROMAINS

Ce fut à Rome, la conquérante du monde ancien, que les bains prirent le plus de développement avec tous les perfectionnements de luxe et de confort que pouvait comporter une civilisation aussi avancée. Originairement, les Romains se baignèrent dans le Tibre, où ils s'exerçaient en même temps à nager. Puis, quelques établissements se fondèrent, où l'on se baignait tous les neuf jours, uniquement par propreté. D'après le témoignage de Pline, ce fut l'an 444 de Rome que, sous la direction du censeur Appius Clodius, on éleva à grands frais de superbes aqueducs destinés à amener de Tusculanum l'eau qui devait alimenter les bains publics. Depuis cette époque, dit Festus Pompéius, on délaissa les eaux du Tibre, et l'on construisit, à l'exemple des Grecs, des étuves qui ne furent d'abord que des édifices de peu d'importance.

Ces « laveries », comme on les appelait, ne tardèrent pas à être recherchées comme lieux de plaisir et de délassement. Bientôt de riches particuliers se firent construire des bains dans leur propre maison. Après la soumission de l'Asie et de la Grèce, le luxe, la magnificence des bains devinrent une sorte de lutte, parmi les riches chevaliers. Les architectes d'alors s'ingénièrent à édifier les constructions les plus somptueuses et aussi les plus compliquées. Sans entrer dans la description détaillée de ces bains, rappelons-en la disposition générale. Tout d'abord on rencontrait une salle où les baigneurs se déshabillaient; c'était «l'Apodytère». Puis on passait dans le Frigidaire ou bain froid ; de là dans le Tépidaire, ou salle de bain tiède. Venait ensuite le Sudatoire ou Caldaire, bain de vapeur.

Le Laconicum, dit Cabanès, « ne fut en usage que sous la fin de la République. C'était une imitation du « Puriatérion » des Grecs. Il est presque toujours confondu par les auteurs avec le Caldarium. Autour de la pièce étaient établis trois gradins aboutissant à des niches circulaires contenant chacune un fauteuil de marbre. On n'arrivait à ce fauteuil qu'après avoir successivement séjourné sur les gradins en commençant par le plus bas, pour s'habituer à la température. Avant de s'asseoir, en entrant, les uns soulevaient des poids qu'ils trouvaient sur le parquet, à la partie centrale, les autres se livraient à quelques exercices de gymnastique pour provoquer la transpiration (1). » On terminait par l'Eléotose ou Onctoire où l'on se faisait essuyer, frictionner et parfumer. Certaines baignoires avaient de grands anneaux, au moyen desquels on les suspendait en l'air, afin de joindre au plaisir du bain celui d'être bercé et endormi délicieusement par un balancement doux et régulier. Les bains publics prirent surtout de l'extension vers la fin de la République. Imitant en cela les Grecs, les Romains regardaient comme un devoir d'hospitalité d'offrir un bain à tout étranger.

On sait, en outre, quelle sollicitude les empereurs romains avaient pour l'installation de leur bain au palais. L'un d'eux y avait jusqu'à trois mille baignoires de marbre. Ils maintenaient ainsi leur popularité. Commode y mangeait presque tous les jours. Les « thermes », construits pour l'usage du peuple, étaient sous Valens et Valentinien au nombre de 12 ; à la

---

(1) Cabanès. *Mœurs intimes du passé. La Vie aux Bains.*

même époque, les bains privés s'élevaient à 85o. La médecine romaine appréciait les avantages qu'on pouvait tirer de l'emploi des bains froids, de sudation et des frictions. Le médecin Posidonius conseillait à ceux qui avaient l'estomac faible de prendre, au sortir du repas, des bains excessivement chauds. Pline s'est élevé, peut-être avec raison, contre cette pratique.

Musa, médecin d'Auguste, passe pour avoir guéri cet empereur, par l'hydrothérapie, d'une hépatite grave. « Les fomentations chaudes qu'on lui appliquait, dit le Dr Ed. Dupouy (1), n'empêchaient pas le mal de faire des progrès. Celui-ci paraissait devoir l'emporter lorsque Musa remplaça ce traitement par un moyen contraire. L'eau froide (*intus et extra*) triompha de cette maladie. » Nous voyons ici une des premières applications de l'hydrothérapie médicale. D'autre part, Suétone raconte qu'Antonius Musa « guérit Auguste par des frictions et en le faisant suer » (2). Ce qu'il y a de certain, c'est qu'après cette guérison d'Auguste, le bain froid fut mis à la mode. Pline (lib. II. c. I.) dit que, pendant près de six cents ans, on ne pratiqua à Rome d'autre médecine que celle des bains. Les Romains transmirent l'usage des bains à quelques-uns des peuples conquis. L'historien Justin nous apprend qu'ils furent transportés en Espagne après la seconde guerre punique (146 ans av. J.-C.). Baccius nous dit comment ces bains passèrent dans les Iles Britanniques, dans la Germanie et dans les Gaules, après les conquêtes de Jules César (48 ans av. J.-C.). Dépenses exorbitantes, travaux longs et pénibles, rien n'arrêtait ces intrépides guerriers pour la construction de leurs bains, parce

(1) *Médecine et mœurs de l'ancienne Rome*, d'après les poètes latins.
(2) *Lectures sur l'Histoire de la Médecine*, par le Dr L. Thomas.

qu'une longue expérience leur avait appris que c'était
là qu'ils devaient retremper leurs corps épuisés par les
fatigues de la guerre. L'Italie et la France voient encore
de toutes parts, sur leurs sols historiques, surgir les
restes imposants de ces monuments gigantesques.
Victor (1), Caméron (2), Baccius (3), ont transmis à la
postérité les plans et les descriptions de plusieurs
centaines de thermes établis dans les divers quartiers
de Rome. Les départements du Rhône, de l'Ain, de la
Sarthe, du Doubs et de la Seine, nous offrent partout
des ruines d'étuves ou de magnifiques aqueducs qui
servaient à les alimenter.

On voyait encore à Paris, au xiv⁰ siècle, des bains
semblables aux leurs, et il existe encore les ruines des
thermes dits de Julien, que cet empereur fit bâtir pour
son usage.

Les Romains firent encore un usage universel des
bains de transpiration jusqu'au grand Constantin, qui
les introduisit à Byzance, en y transportant le siège
de son empire (an 325 de J.-C.). Mais cet empereur,
en embrassant le christianisme, avait confié une grande
partie de son autorité aux évêques. Ils en profitèrent
pour changer l'éducation de la jeunesse romaine et
faire abolir les gymnases et les bains publics, qu'ils ne
jugeaient pas en harmonie avec les principes de la
religion chrétienne.

Selon Lambert, on n'avait d'abord cherché dans les
bains que leur utilité hygiénique. Mais Rome, par ses
conquêtes, était devenue la maîtresse du monde. Cette

---

(1) *In Libro Ferrarii. De Balneis*, 1720.
(2) *The Baths of the Romans*, avec les planches de Palladio,
Londres, 1772.
(3) *De Thermis Antiquorum*.

ville orgueilleuse, qui gravait sur les frontons de ses superbes édifices cet adage si connu : *Roma altera mundi parens*, étala bientôt avec faste tout le luxe de son architecture dans la construction des bains publics. Au rapport de Vitruve et de Mercurialis, sous le grand Pompée (58 ans av. J.-C.), et sous Auguste, on joignit de vastes gymnases aux étuves. Plus tard, les empereurs Néron (an 54 de J.-C.), Vespasien (79 de (J.-C.), et Titus (81 de J.-C.), donnèrent à ces édifices tant de magnificence, que Baccius, à la vue de leurs ruines, proposait comme un problème à résoudre, si les fondateurs de ces monuments gigantesques n'avaient pas plûtôt cherché à éterniser leur gloire qu'à être utiles à leurs peuples, et que Sénèque, en déplorant le luxe effréné de ce siècle, s'écriait avec une sorte d'indignation : « Que dirai-je des bains des affranchis ! Quelle prodigalité de statues, de colonnes artistement sculptées ! Nous sommes arrivés à ce point de mollesse que nous ne voulons fouler que des pierres précieuses. »

De ce luxe effréné naquirent bientôt les abus : le libertinage, qui s'était glissé dans toutes les classes de la société sous la domination des derniers empereurs, choisit pour théâtre de ses débauches les gymnases et les bains publics. Le Romain dégénéré vint se plonger dans la mollesse et s'abandonner aux excès les plus dégradants, là où ses ancêtres vigoureux, en s'exerçant aux fatigues de la guerre, avaient appris à vaincre le monde entier. Les femmes, déposant toute pudeur, se mêlèrent indistinctement aux hommes pour prendre leurs bains. En vain, Martial et Juvénal avaient lancé contre cette corruption les traits de la plus mordante satire; en vain, à diverses époques de leurs règnes, les empereurs Trajan (98 de J.-C.), Adrien (117 de J.-C.), et Alexandre (222 de J.-C.) frappèrent cette infamie des peines les plus sévères, privant les filles de leurs dots, et autorisant les maris à répudier les femmes qui se rendraient coupables de cette infraction à la loi; en vain, à la naissance du christianisme, les premiers Pères de l'Eglise, les Clément d'Alexandrie (200 de J.-C.), les Cypriens (250 de J.-C.), firent tonner leur sainte et mâle éloquence contre cette dépravation; en vain, le concile de Laodicée lança ses plus foudroyants anathèmes : rien ne put abolir cette coutume perverse, rien ne put opposer une digue à ce torrent dévastateur, qui, grossissant de jour en jour, fut peut-être une des causes du renversement de cette reine des nations.

BAINS AU MOYEN AGE

L'invasion des Barbares, la décadence de Rome, les dévastations de la conquête engloutirent tout ce qu'avaient édifié les anciens civilisateurs du monde. Les somptueux établissements de bains subirent le sort des autres palais et il ne resta de ces constructions que des traces à peine remarquées. L'usage des bains plus luxueux tomba en désuétude, et il est probable que les Barbares les employèrent comme aux temps primitifs.

L'usage du bain chaud se maintint cependant jusque vers la fin du ive et du ve siècle, mais les perturbations politiques de l'Europe firent négliger les institutions consacrées à l'hygiène. D'où la disparition presque complète des bains publics au milieu de ce renouvellement de la face du monde (1). Malgré ce retour momentané à la barbarie, tant de siècles de civilisation ne pouvaient être perdus. D'une part certaines régions ne subirent rien du contre-coup des invasions et d'autre part il y eut une sorte de reviviscence des thermes que l'on retrouve vers le VIIIe et le IXe siècles. Ce furent les moines qui les restaurèrent au sein de leurs monastères. On ne pouvait y aller que depuis prime jusqu'à complies. Ceux qui devaient s'y rendre devaient se faire raser d'abord, puis ils se retiraient dans un réduit où était une cuve dans laquelle ils se plongeaient. La réglementation de ces bains fut l'objet d'une assemblée des principaux abbés de France en 817, à Aix-la-Chapelle. Sous cette impulsion, les établissements thermaux reprirent leur essor, et avec les pèlerinages en terre sainte, qui ramenèrent les usages orientaux, on vit reparaître en certains pays les bains sous le nom d'étuves ou *stuphœ*. Ainsi, en Italie, cette contrée si riche en eaux minérales chaudes et froides, la coutume des bains ne s'était point perdue. Nous voyons le pape Adrien Ier, contemporain de Charlemagne, ordonner au clergé d'aller processionnellement se baigner, les jeudis de chaque semaine, en chantant des psaumes (2). De petits établissements se créèrent. Ces bains d'étuves servaient aussi à l'usage des barbiers. On s'y lavait, on y transpirait, on y ventousait. On y était mêlé à tout le monde, le plus grand désordre y régnait; il existait une pro-

---

(1) « La guerre que le Moyen Age déclara, » dit Michelet, « et à la chair, et à la propreté, devait porter son fruit. Plus d'une sainte est vantée pour ne s'être jamais lavée les mains, et combien moins le reste ! Elle craint toute purification comme une souillure. Nul bain pendant mille ans. » Cabanès, qui reproduit ce passage, en conteste cependant l'exactitude.

(2) Girard. — *Recherches sur les établissements de bains.*

miscuité dangereuse de gens sains et de gens atteints de maladies contagieuses. C'est un savant médecin de l'époque, Baccius, qui nous rapporte ces faits : « Les étuves, dit-il, sont étroites, sombres, malsaines, incommodes et n'ont rien pour attirer. » Aussi regrette-t-il les anciens thermes, qu'il décrit si bien dans son ouvrage (1).

En Gaule, les bains avaient été importés lors de la conquête par Jules César; nombre de ruines thermales en attestent encore l'ancienne existence et l'antique splendeur. Les bains furent entraînés avec la chute de la domination romaine.

La pratique des étuves resta néanmoins, mais le goût des grands bains anciens ne reparut en France qu'au retour des croisades en Orient, où l'usage s'en était conservé avec tout le luxe et tout l'éclat passés. Un grand nombre d'étuves furent bâties dans les grandes villes et notamment à Paris, pour l'usage exclusif des seigneurs et surtout des femmes. « Nos rois, dit un vieil écrivain, Delamare, firent bâtir des estuves à la pointe de l'île du Palais, pour eux et les seigneurs de la cour (2). » La vogue des bains s'accentua de plus en plus. Nous arrivons à Henri III où les raffinements des mignons devaient les remettre en honneur, ainsi que les onctions parfumées. Henri IV, qui sans aucun doute était grand partisan de la propreté, était moins recherché et paraissait tenir plus à la vulgarisation du bain qu'à en augmenter la splendeur. « Je ne sais, disait-il, comment on peut se dispenser d'honnêteté et de propreté lorsqu'il ne faut qu'un coup de chapeau pour être honnête et un verre d'eau pour être propre. »

(1) Baccius. — *De Balneis oppidi Bergamatis,* 1583.
(2) Delamare. — *Traité de la police,* Paris, 1729.

Les étuvistes, nommés par le roi, avaient alors une charge héréditaire et vénale, d'où les abus les plus exorbitants, à tel point que les pauvres durent se contenter des bains de Seine. Sous le règne de Charles VII, cependant, il existait encore plusieurs étuves romaines, et des baigneurs étuvistes parcouraient les rues de la capitale, criant aux passants : « *Estuveᶎ sans délayer, car l'estuve est chaude.* » En 1400, la police de Dijon avait désigné les jours où les hommes et les femmes iraient séparément aux étuves publiques. « Et si quelqu'un se veuille bouter avec les femmes à force, il paiera 6o sous d'amende. » Ces établissements (dit A. Hugo qui rapporte ce fait), si utiles pour la santé, furent supprimés en 1569, parce qu'il paraît qu'il s'était introduit des abus qui en provoquèrent l'abolition. Remarque curieuse, c'est que pendant les épidémies graves, les étuves étaient fermées par ordonnance (1).

On conçoit qu'étant surtout réservés aux grands, à cause des prix élevés maintenus par la corporation, les bains ne fussent point répandus; aussi étaient-ils en décadence vers 1780, époque à laquelle on ne comptait, à Paris, que huit à dix établissements de 250 baignoires en tout. Cette décadence avait été du reste, dit Cabanès, en grande partie l'œuvre des médecins, « qui avaient à cœur de voir tomber les bains publics, dans lesquels leurs rivaux, les barbiers chirurgiens, régnaient en

(1) Un médecin italien, Brixianus, savant du xvᵉ siècle, relatait en vers latins, dont voici la traduction, entre autres merveilles de Paris, la splendeur de ses étuves : « Désirez-vous un bain de sudation dans des étuves chaudes, vous êtes plongé dans une eau limpide; puis un habile frictionneur vous oint le corps et répand dessus force ingrédients. Bientôt après avoir de ses deux bras bien essuyé vos membres purifiés et bien séché vos cheveux épars, il va placer, en souriant, votre corps lassé sur un lit d'une blancheur éclatante ! »

maîtres. Ils continuaient à répandre les plus méchants bruits. On accusa les étuves d'avoir multiplié les accidents syphilitiques ; on prétendit que des femmes de bien, des filles nubiles étaient devenues mères à leur insu, après avoir absorbé les « émanations prolifiques » laissées dans l'eau ou dans la vapeur. Cette croyance absurde avait été accréditée par plusieurs docteurs de la Faculté qui achevaient ainsi de faire abandonner l'usage des étuves et des bains publics (1) ».

« Pierre Bailly, continue Cabanès, s'élève contre ce singulier préjugé qui était l'œuvre intéressée de ses confrères. Il cite encore Théophraste Renaudot qui affirma que « le bain hors l'usage de la médecine et pressante nécessité, est non seulement superflu, mais très dommageable aux hommes. » Savot (Architecture française, 1624) est du même avis. « Les estuves et les bains, » dit-il, « ne sont pas nécessaires en France comme en province où l'on y est accoutumé, et encore moins aujourd'hui en quelque pays que cela soit qu'anciennement. D'autant plus que les choses non accoutumées doivent toujours être suspectes à notre santé. »

« Nous n'oserions affirmer, » continue l'auteur que nous citons, « que nous soyons d'une façon générale plus propres que nos pères. » Toujours est-il que si l'hydrothérapie est couramment conseillée aux nerveux comme traitement, le bain turc, si utile comme hygiène, est rarement usité par les médecins eux-mêmes. Des

(1) La même chose a été répétée de nos jours par le Dr Paschayan qui assure que les *jeunes filles* et les *femmes veuves* en Perse deviennent enceintes en prenant des bains l'après-midi dans l'eau qui a servi le matin pour les hommes. Il paraîtrait que les femmes mariées n'encourent pas le même danger. (Voir Cabanès. *La vie au bain.*)

quatre mille médecins de Paris, il y a trois ou quatre cents, tout au plus, qui en font usage de temps à autre. Il y en a très peu qui le pratiquent personnellement et qui savent par conséquent ce que c'est d'être exquisément propre.

En Allemagne, l'usage des bains, ou plutôt des lotions chaudes, existait avant la conquête romaine. Les bains publics n'y furent donc jamais abolis; fait curieux : jusqu'au xviie siècle, les baigneurs furent l'objet du mépris et de l'abjection de tous.

En Angleterre, les bains suivent à peu près les mêmes phases qu'en France; mais en se rapprochant des temps modernes, ce pays semble avoir devancé les autres nations, car un écrivain rapporte que, vers la fin du xviie siècle, il existait à Londres et à Edimbourg des bains d'air chaud, imités évidemment des Turcs et portant le nom, un peu modifié, de « Hummum », rappelant très bien l'origine orientale (1). *En Espagne*, les bains importés par les Arabes furent prohibés par les princes chrétiens (2). Ils commençaient à tomber en discrédit, lorsqu'Abubeker entra en Espagne (934 de J.-C.) et les rétablit, tandis qu'à la même époque, son général Omar les remettait en vigueur dans les parties de l'empire Grec dont il s'était emparé. On sait que ce fanatique ignorant fit même chauffer ses bains, pendant plusieurs mois, avec les précieux manuscrits dont Ptolémée Philadelphe avait enrichi la bibliothèque d'Alexandrie. Abderam les fit revivre

---

(1) Symons *(Observations on Vaporous Bathing and its effects, 1766)* et Denman *(A letter on the Construction and method of using the Turkish Bath, 1769)* ont cherché à les remettre en faveur vers 1760.

(2) Alphonse VI (1066-1109), roi de Castille, interdisait les bains à ses troupes sous prétexte qu'ils les énervaient.

dans la partie de la France qu'il avait envahie (759 de J.-C.). Ainsi les bains de transpiration furent rétablis, sur différents points du globe, par la religion mahométane qui leur avait assigné le premier rang comme pratique essentielle de son culte. Mais jouissant d'une si grande faveur auprès des sectateurs de Mahomet, pouvaient-ils offrir autre chose, aux yeux du christianisme, qu'une source d'immoralité et d'irréligion qu'il devait par là même tarir, tandis que ces bains demeuraient une institution précieuse pour les autres.

Rien d'étonnant qu'au siècle dernier les bains aient disparu des habitudes de la nation, et qu'un médecin relatait le fait de vieillards n'en ayant jamais pris et que dans certaines localités le nom même de bain était absolument inconnu (1).

En Russie, les bains ont gardé leur caractère d'originalité. Ils consistent en une étuve brûlante, 50° à 60° (combinaison d'étuve sèche et d'étuve humide), où l'on séjourne jusqu'à sudation abondante, puis affusions froides, massage et flagellation. On favorise la réaction par l'absorption de boissons alcooliques. Voilà succinctement le bain de grand seigneur. Le moujik se contente, après la sudation, d'une flagellation et va se rouler dans la neige tout ruisselant de sueur : puis il va boire un ou deux verres d'esprit de grains et reprend ses travaux.

Les bains de *la Finlande* sont des étuves sèches et humides, plus chauffées encore que celle des Russes. Les Finlandais font rougir au feu des cailloux sur lesquels ils versent de l'eau et obtiennent ainsi la vapeur.

(1) Monlau. *Elem. de Higiene publica*, tome I, p. 461, 2ᵉ édit., Madrid, 1862.

L'usage de ces bains est commandé par la rigueur du climat habité par ces peuples ; ces pratiques produisent des effets considérables : rougeur, chaleur de la peau, d'où activité de la circulation périphérique, ce que l'on recherche sous ces zones glaciales.

Dans les pays plus septentrionaux, la pratique des bains est à peu près la même, avec une installation plus primitive.

C'est chez les Turcs que les bains atteignaient le plus haut degré de perfectionnement. C'est des pays orientaux que nous en revient l'usage. Nous avons vu dans le cours de cet historique que le mode employé dans ces bains venait probablement de l'Orient. Ils ont donc continué un usage existant pour ainsi dire de tout temps. Le Dr Coley cite à l'appui de cette assertion quelques passages des « Mille et une Nuits », où le bain est décrit tel que nous le connaissons. Il n'est pas un village turc avec une mosquée qui n'ait un bain public.

« Les classes ouvrières, parmi les Turcs, dit le Dr Millingen, qui fut, vers le milieu du siècle dernier, médecin du Sultan, ne connaissent pas d'autre moyen pour prévenir et guérir leurs indispositions. Le bas peuple le considère tellement comme une panacée qu'il songe rarement à consulter un médecin. Si le bain échoue, pour eux c'est que rien ne peut les tirer d'affaire. » C'est cette croyance qui expliquait à cette époque l'absence presque complète d'hôpitaux civils et de dispensaires, non seulement dans Constantinople, mais dans tout l'Empire.

« *Chez les Egyptiens*, ces bains sont également accompagnés de pratiques de massage ; de plus, la vapeur sans cesse renaissante d'une fontaine et d'un bassin plein d'eau chaude s'y mêle aux parfums que les hommes raffinés et avides de voluptés y font brûler. »

« *Chez les Indiens*, dit M. Greenwood (1), le bain est perfectionné ; le massage y est pratiqué ensuite, puis des frictions destinées à débarrasser la peau de ses impuretés. C'est le véritable bain moderne. D'ailleurs, chez eux, le remède universel pour toutes les maladies c'est le bain de sudation. Ces « sudatoria » sont toujours situés dans le voisinage du village, sur le bord d'une rivière : ils sont généralement construits en peau avec une sorte de four au milieu. Le bain pris, on dort deux heures après lesquelles on se réveille léger et fort ; il semble que l'on voit un homme nouveau. »

Chez les Mexicains, les bains d'étuves ont été rencontrés par les premiers explorateurs, et Cortez trouva des bains publics à Tlascala. Selon Bérillon (2), la thérapeutique des Aztèques consistait surtout dans l'emploi des *temazcalli* ou bains de vapeur qui étaient placés sous la protection du dieu spécial Yoalticilt. Les naturels de la Nouvelle-Californie, au contraire, prenaient le bain d'air chaud. Auprès de leurs cabanes se trouvaient des petits édifices voûtés où ils entraient en revenant de leur travail et qui avaient été préalablement chauffés. Ils y restaient pendant un quart d'heure, et, ajoute de Humboldt : « Lorsqu'ils se sentaient tout trempés de sueur, ils se jetaient dans l'eau froide d'un ruisseau voisin, ou bien ils se roulaient dans le sable. »

Nous avons vu que les bains sont l'objet chez tous les peuples, plus ou moins avancés en civilisation, d'un intérêt particulier. Tout ce qui précède nous montre le bain comme pratique d'hygiène universelle.

(1) Curiosities of savage life.
(2) *Revue de Psychothérapie,* Août 1911.

Le même moyen se retrouve aussi bien chez les peuples arrivés à un haut degré de civilisation que chez le sauvage, aussi bien chez les grands que dans les dernières classes des sociétés et chez les gens de la campagne, privés le plus souvent des soins du médecin, et qui sont obligés d'avoir recours à des moyens hygiéniques simples et énergiques. En Irlande, les paysans se rendaient, autrefois, à des cabanes de sudations construites en pierre. On faisait d'abord un grand feu, et, les cendres étant enlevées, le malade s'introduisait dans les cases. Les jeunes gens vigoureux se plongeaient ensuite dans une pièce d'eau. Les vieillards étaient enveloppés de couvertures et portés à leur domicile. Les jeunes filles se servaient de ces bains pour la pureté du teint. Les gens âgés les employaient pour combattre les rhumatismes chroniques. On suppose que les Irlandais avaient pris cette coutume aux Phéniciens.

Nous extrayons enfin d'un travail sur l'emploi des agents physiques, du Dr Ferran, les lignes suivantes qui se rapportaient à la médecine rurale en France au milieu du siècle dernier :

« Les manouvriers de la campagne, qui n'ont ni les moyens ni les loisirs d'être malades longtemps, ont depuis une longue date déjà observé qu'une bonne suée les soulageait mieux que tous les baumes et que tous les liniments. Dans ce but, ils ne reculent pas à l'idée de se laisser mettre dans un four à pain, pourvu que ce four soit chauffé avec des plantes aromatiques. D'autres se font suer dans leur lit, au moyen de vapeurs que dégagent des morceaux de chaux vive enfermés dans des linges grossiers que l'on humecte peu à peu. Ce moyen bien dirigé est un agent énergique qu'il est bon de connaître. »

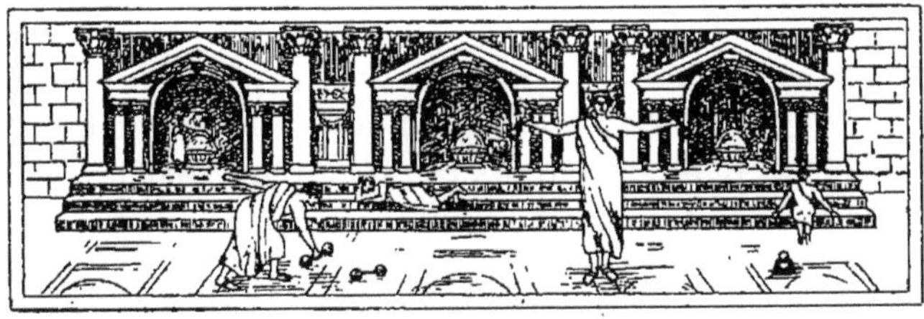

II

C'EST en 1850, date de l'apparition du livre « The Pillars of Hercules » de M. Urquhart, que l'attention fut ramenée vers le bain turc. A la suite de cette publication, le Dr Barter fit construire un établissement modèle de ce genre à Blarney, en Irlande, et peu de temps après sir John Fife, médecin du Newcastle Infirmary, imita cet exemple en dotant son hôpital de bains à air chaud (1).

(1) Plus d'un quart de siècle auparavant, un établissement de bains de vapeur Indiens avait été ouvert à Brighton par S. D. Mahomed « *a native of India* » qui vendait aussi une huile merveilleuse. Il fit paraître en 1826 une petite plaquette sur le « Shampooing » (Le Massage), aujourd'hui rarissime, avec son portrait, et une gravure représentant une coupe en argent qui lui avait été donnée par une cliente reconnaissante, la Princesse Poniatowska.

L'ouvrage consiste presque entièrement en attestations de « *respectable individuals* », guéris par l'emploi du bain, de listes de clients (il y en a cinquante pages) et de poésies en l'honneur de Mahomed par ses admirateurs et admiratrices. Une première ode lui est dédiée par Mrs Kent de Wimpole Street London, qui célèbre ainsi sa guérison :

« Worn out by anguish and excess of pain,
Hope seemed delusive and assistance vain :
Oppressed by sorrow, languid by disease,
Deprived of health, all pleasure ceased to please;
The Bath, whose influence o'er the shattered frame,
Like the mild soothing of a parent came
Bade her new hope, who felt affliction's rod,
And blest with health, now breathes her thanks to God.
To thee, Mahomed, let a grateful heart,
Its warmest thanks in gratitude impart,
By thy great skill and unremitting care,
One has been saved that might have perished here,
Who, while she feels a pulse within her veins,
Will bless thy name if memory remains.

Depuis cette époque, le bain turc est entré plus généralement dans les mœurs et est employé par les classes
aisées éclairées comme pratique hygiénique.

Mais ce n'est pas au point de vue de l'hygiène seule
que nous voulons traiter cette question. Sans doute
celui qui a l'habitude du bain turc ressent une euphorie,
un bien-être des plus réconfortants. Après de grands
exercices, de grandes fatigues, rien ne ranime aussi
promptement le corps, ne dissipe aussi rapidement
tout sentiment de lassitude que le bain oriental, et lorsque la chaleur de l'étuve s'élève au-dessus de la chaleur
naturelle, toutes les fonctions s'exercent avec plus d'ai-
sance et de régularité.

Pour le médecin cependant, le bain turc a un intérêt
plus spécial, et, fortement convaincu de l'efficacité des
bains d'air chaud dans une foule de cas pathologiques,
je m'occuperai d'abord de leur valeur thérapeutique.

Disons quelques mots préliminaires au sujet de leur
action physiologique. « L'action hygiénique remar-
quable, dit le Dr Longe (1), du bain turco-romain est
la résultante de la combinaison dans un même établissement de la sudothérapie, de la massothérapie, et de
l'hydrothérapie. La réunion de ces moyens curatifs
active les fonctions de la peau, favorise la circulation
et le métabolisme, et provoque l'élimination des déchets
organiques, la nutrition se trouvant ainsi influencée
des plus heureusement. Il faut se rappeler que la peau
transpire et que le bon fonctionnement de cet organe
est la meilleure sauvegarde contre les maladies des
reins. Lorsque le tiers de la quantité totale d'urée et
les acides qui doivent être excrétés normalement par

(1) *Recherches expérimentales sur les bains d'air sec.* (Bain Turc
Hammam). Thèse de Doctorat de Paris, 1880.

la peau ne sont pas éliminés par cette voie, les autres
organes d'excrétion, poumons et reins, se trouvent
surmenés et peuvent finir par se congestionner et se
détériorer. »

« La suppression de la transpiration », dit Cabanès,
« étant la source de la plupart des maladies, les bains
orientaux sont des plus salutaires. L'expérience a
prouvé aux Orientaux l'efficacité des bains sous ce
rapport : aussi à peine éprouvent-ils la moindre douleur,
la plus légère courbature, de la sécheresse de la peau,
qu'ils se rendent aux bains, et ils reviennent plusieurs
jours de suite. »

Le bain turc ou oriental active en somme et régu-
larise toutes les fonctions, et en éliminant plus parfaitement les toxines et les autres déchets, c'est un puissant
agent de désintoxication et il exerce en même temps une
action tonique sur tout l'organisme.

Rien n'est plus frappant que l'enthousiasme de
presque tous les médecins qui ont pratiqué eux-mêmes
le bain, pour ce moyen de traitement. Selon le Dr Le Gay
Brereton, et on verra plus loin que je suis tout à fait de
son avis, ce bain par excellence est le meilleur des
sédatifs et des toniques : si l'on transpire bien, on en
sort plus dispos que lorsqu'on y est entré; l'appétit est
augmenté, les aliments ingérés sont mieux assimilés;
car, comme le fait observer Sir Erasmus Wilson, sous
l'influence de la transpiration le corps assimile plus
activement que d'habitude. Si on y entre las et fatigué
après une nuit de travail, on en sort frais et dispos; si
on y entre avec des idées noires, on en sort le cœur
allégé. Si, d'autre part, on y entre agité et peu disposé
au sommeil, le bain devient un soporifique. L'auteur
que nous citons répond ainsi à ceux qui croient que le

bain turc est un remède violent. « J'ai vu, dit-il, des enfants âgés de quelques jours seulement suivre les phases progressives du bain et les traverser avec des signes évidents de contentement. J'ai vu des vieillards paraissant être aux portes du tombeau, recouvrer par ce moyen les facultés et la vigueur qu'ils avaient perdues depuis bien des années. »

Cette question de l'opportunité du bain pour les vieillards est aujourd'hui résolue. « Le temps, dit Lambert, est éternel dans ses destructions, comme la nature l'est dans ses créations. Loin de nous la folle prétention d'attribuer aux bains Orientaux la propriété de prolonger la vie au delà du terme ordinaire; mais qu'on se rappelle les phénomènes physiologiques auxquels ils donnent lieu, et qu'on nous dise de bonne foi s'il est un moyen plus efficace pour ramener la vitalité dans les organes du vieillard, pour rappeler la chaleur dans ses membres engourdis par le froid des années, pour rallumer les étincelles de la vie dans cette lampe mourante qui se consume faute d'aliment, pour activer cette circulation paresseuse, imprimer au système languissant cette tonicité indispensable à l'exercice de leurs fonctions; pour guérir, enfin, ou tout au moins alléger les souffrances qui empoisonnent presque tous les jours de la vieillesse. »

Citons comme exemple le cas du « respectable conseiller Pocchammer », mentionné par Lambert, qui souffrait depuis douze ans de dartres qui lui couvraient la poitrine et le dos, et qui au moindre froid s'enrouait à tel point qu'il lui était impossible de parler. « Le rhume de cerveau, disait-il, était chez moi en permanence. Tous les remèdes des médecins les plus distingués de Berlin furent impuissants contre ces dartres, qui résistèrent aussi à l'usage des bains de Toeplitz, et à plusieurs centaines de bains de soufre. Mais, après Dieu, c'est aux bains de sudation que je dois ma guérison radicale, et aujourd'hui, dans ma 66e année, je jouis, en continuant l'usage diététique de ces bains, d'une santé si forte et si parfaite, que je serais disposé à joindre ma voix à celle du Dr Mangold, qui pense que les bains de vapeur sont un moyen d'éloigner la vieillesse (1) ».

Rapou fait observer enfin que dans les pays où le bain est en honneur les centenaires abondent, et il n'est pas rare de voir en Turquie, en Asie, ou en Russie (2), des personnes extrêmement avancées en âge, saines, robustes et jouissant de la plénitude de leurs facultés et qui attribuent leur verte vieillesse à l'usage du bain. « Les Anciens, ajoute-t-il, disaient avec raison que ces bains prolongeaient la vie, en donnant à l'esprit et au corps plus d'énergie et de vigueur. »

Sanchès soutient, selon nous, avec beaucoup de modération, que les bains russes peuvent tenir lieu de la moitié des remèdes contenus dans les pharmacies, et Munaret, dans son *Médecin des villes et des Campagnes*, dit « qu'aucun remède ne peut remplacer l'administration bien entendue des bains de sudation combinés avec massage et douches, pour provoquer une dérivation prompte et puissante, pour rétablir la fonction de la peau ». Il ajoute qu'il n'y a pas de meilleur cosmétique pour les dames et que les mêmes bains réparent les excès de tous genres, les fatigues du bal,

(1) *Journal des guérisons obtenues par les Bains Russes.* Berlin, 1824. (Cité par Lambert.)

(2) Nous nous sommes trouvé à plusieurs reprises au Hammam de Monte-Carlo avec un Russe dont le grand-père, presque centenaire, prenait un bain de sudation trois fois par semaine.

l'énervement du plaisir et les contentions du cabinet.

Savary avait tellement apprécié les délicieuses sensations que procurent les bains d'étuve, que son imagination riante semblait ne pas trouver d'expressions assez riches pour faire sentir toutes les émotions qu'il avait éprouvées et bien rendre ses impressions. Voici comment il s'exprime à ce sujet dans ses « Lettres sur l'Egypte » :

« Après le bain d'étuve, il semble qu'on vient de naître ou que l'on vit pour la première fois. Un sentiment vif de l'existence se répand jusqu'aux extrémités du corps, tandis que livrée aux flatteuses sensations, l'âme, qui en a la conscience, jouit des plus agréables pensées, l'imagination se promenant sur l'univers qu'elle embellit, voit partout de riants tableaux, partout l'image du bonheur. Si la vie n'est que la succession des idées, la rapidité avec laquelle la mémoire les retrace, la vigueur avec laquelle l'esprit parcourt la chaîne étendue, feraient croire que dans les heures de calme délicieux qui suivent ces bains, on vit un grand nombre d'années (1). »

Lambert et Rostan, que nous avons cités dans notre avant-propos, sont presque aussi dithyrambiques.

« Après le massage, dit le premier, on se croit un homme nouveau; il semble qu'on apprécie plus complètement le bonheur d'exister, et que jusqu'alors on n'avait pas vécu. La légère excitation et l'harmonie que les frottements et tiraillements ont établies dans tous les systèmes de l'organisme, font ressentir par tout le corps une souplesse, une sorte de quiétude, dont il serait difficile de se faire une idée. La peau, devenue

_____

(1) Art. Bains Orientaux.

douce et unie comme un satin, a acquis l'éclat, le poli dont elle est susceptible. « Les impressions sont tellement vives, dit Rostan, qu'on se figure les ressentir pour la première fois. La lassitude qu'on éprouvait a fait place à un bien-être incroyable. Une douce gaîté s'empare de l'âme, l'homme respire l'espérance et le bonheur. » D'après cette brillante esquisse, fait remarquer Lambert, où l'imagination de l'auteur nous retrace sous des couleurs si vives et si agréables les effets du massage, on ne s'étonnera plus que cette pratique fasse les délices des Orientaux. Ils la regardent comme une des plus douces jouissances de la vie, puisqu'ils y trouvent à la fois le plaisir, la santé, et la beauté de leurs formes. »

Les descriptions qui précèdent sont tirées de différents ouvrages de médecine. En voici une autre d'un romancier célèbre, extraite d'un livre des plus remarquables (1) et qui démontre que l'enthousiasme des médecins qui ont vanté le bain turco-romain n'a rien d'exagéré :

« Il était sûrement indisposé — sans doute, il avait la fièvre — et l'idée lui vint de chercher le remède à son mal dans le bain turc.

« La douce chaleur physique, le silence, la lumière tamisée, le décor oriental, tout cela fit naître une sensation de suprême confort et de bien-être.

« Dans sa vague rêverie, il se rappela Constantinople. A Londres, pensait-il, le seul moyen pratique de se procurer un changement subit et absolu d'ambiance est d'aller au Hammam. Rien n'amène aussi facilement le détachement et le changement, rien ne vous sort aussi complètement du banal.

(1) « *When it was Dark* », par Guy Thorne.

« Dans un état de langueur délicieuse, il passa d'une salle à l'autre, et il se coucha sur la banquette. Une chaleur agréable l'enveloppa comme d'un manteau, puis un vigoureux massage et pétrissage rétablirent le ton de chaque muscle et articulation. Enfin, inondé de mousse aromatique, il lui sembla renaître à une nouvelle personnalité. Plongeant sous le rideau de séparation, il laissa derrière lui la coupole chaude et silencieuse, et passant à travers l'onde verte de la piscine de marbre, il émergea dans la salle de repos, où près des couchettes étaient dispersées de petites tables octogones, et où un jet d'eau retombait dans un bassin entouré de palmiers. Enveloppé de la tête aux pieds de serviettes douces et spongieuses, il resta dans un état de béatitude, contemplant la fumée qui s'élevait en spirale d'une cigarette d'Orient, et dégustant avec délices une exquise tasse de café.

« Après un léger repas, il s'endormit d'un sommeil calme et réparateur. Enfin, à la tombée de la nuit, il sortit dans la rue éclairée et bruyante, ressentant une véritable renaissance de l'esprit et du corps. Sa pensée était libre et agile, et la dépression qu'il avait éprouvée au début avait fait place à une activité cérébrale extraordinaire. »

Pour la femme qui ne peut se résigner à vieillir, qui essaie de réparer des ans l'irréparable outrage, mais qui n'a pas les moyens de dépenser chez la *beauty specialist* des appointements de député, la valeur de cette hygiène a déjà été signalée.

Madame Isadora Duncan, dont tout Paris a pu admirer la chaste nudité dans ses danses esthétiques, en est, m'a-t-on assuré, un exemple. C'est une assidue du Hammam, et c'est au bain Turco-Romain, sans doute, qu'elle doit de pouvoir entretenir sa grâce, sa souplesse et l'éclatante blancheur de sa peau.

Dans un autre ordre d'idées, le bain se recommande aux dévotes aussi bien qu'aux coquettes. On verra plus loin que des psychologues vantent l'influence de l'étuve sur l'âme. « *Cleanliness*, dit-on, *is next to godliness* », et c'est bien une manière de prier que de se servir de ce moyen pour dompter une malsaine impulsion.

Avant d'entrer dans l'application du bain à des cas plus particuliers, mentionnons son utilité comme moyen de suppléer au manque forcé d'exercice, cause principale, chez les habitants des grandes villes, d'une foule de petites indispositions, que les habitudes de gourmandise et d'intempérance viennent ensuite aggraver.

Car, quand l'homme est malade, il faut bien reconnaître que neuf fois sur dix c'est par sa propre faute.

> « Qui ne rirait de voir qu'avec un soin extrême
> L'homme ait inventé l'art de se tuer lui-même
> A force de ragoûts et de mets succulents,
> Il creuse son tombeau sans cesse avec ses dents. »

Nous partageons entièrement l'avis de Sir Spencer Wells, qui, à ce sujet, s'exprime en ces termes : « J'ai conseillé ce bain à différents amis et clients qui, sans être atteints d'une maladie nettement définie, ne se portaient pas « tout à fait bien », devenaient trop gros, perdaient leur appétit, devenaient pâles et atones, souffrant plus ou moins des conséquences de la vie moderne dans les grandes villes, où l'homme travaille trop du cerveau et trop peu du corps ; habitant des appartements trop chauffés et mal aérés, mangeant et buvant à l'excès, et faisant un abus des médicaments, en un mot affligés de ce que l'on appelle « *Cachexia Londoniensis* ». C'est dans les cas de ce genre que le bain est de la plus grande utilité. Ceux qui peuvent faire suffisamment d'exercice, qui entretiennent la peau dans un état de propreté et de santé par des affusions froides journalières et qui portent des vêtements poreux, n'ont pas besoin d'autre hygiène. Mais quand nous avons affaire à la cachexia londoniensis, soyons convaincus que le bain d'air chaud est un remède héroïque. »

Un premier groupe d'affections, à manifestations multiples, mais caractérisées par un excès de production d'acide urique et d'urates, ou par un défaut de combustion ou d'élimination de ces résidus, trouvent dans les bains de sudation un moyen, ou, pour citer l'expression d'un de mes malades, un *modus vivendi*, qui permet de vivre en bonne intelligence avec sa diathèse.

Chaque fois que je suis consulté par un goutteux ou par tout autre arthritique, je commence par lui affirmer qu'il tient entre ses propres mains la clef de sa santé; puis viennent les trois recommandations suivantes : exercice, sobriété, tempérance, quelquefois même le traitement de Guelpa. Mais comme cette sage prescription est rarement goûtée et comme l'art médical consiste surtout à trouver des moyens qui ne contrarient pas les goûts et les occupations personnelles, je conseille comme succédané les bains de sudation.

Tous mes clients goutteux en ont fait usage pour tenir l'ennemi en échec. Un vieux colonel âgé de 73 ans, que je soignais, n'hésitait pas à y aller même dans des attaques aiguës, provoquées par des écarts de régime très considérables, dont il était assez coutumier.

Les auteurs qui ont écrit à ce sujet, en commençant par sir Benjamin Brodie, s'accordent pour conseiller les bains d'étuve dans la goutte et dans le rhumatisme chronique. Le professeur Sydney Ringer dit que le bain est particulièrement utile dans les cas de ce genre. « Un malade, dit-il, disposé à l'embonpoint, se plaint de douleurs vagues et de frissons. Les articulations, légèrement tuméfiées, sont un peu raides, rouges et chaudes. La goutte se porte successivement sur différentes parties. Après les articulations, la tête, le dos et peut-être un organe interne, comme la vessie, sont pris. Le malade se plaint de malaise et son teint devient terne. Les tissus sont souvent mous et flasques, et malgré un régime convenable et de l'exercice suffisant, le malade n'est jamais indemne de manifestations goutteuses, quoiqu'il puisse encore continuer à vaquer à ses occupations. Après deux ou trois bains, la douleur, la tuméfaction et le malaise disparaissent. Les jointures s'assouplissent, et, si on en continue l'usage, le teint reprend son éclat; les tissus se raffermissent et l'excès d'embonpoint diminue. » J'ai rapporté textuellement ce passage, parce que j'ai moi-même maintes fois reconnu l'exactitude de l'observation. Le Dr Brereton, déjà cité, va plus loin, et, selon nous, son appréciation n'a rien d'exagéré. « Le bain, dit-il (et ici il est bien entendu que l'auteur, comme tous ceux que nous allons citer, ne comprend par cette expression que le bain turc), le bain draine les déchets organiques solubles et rend solubles les produits qui ne le sont pas, en leur fournissant de l'oxygène; la goutte peut, par conséquent, être guérie et prévenue par le bain. Il y a bien des affections du système nerveux causées par l'accumulation des déchets organiques. J'ai vu des paralysies de ce genre soulagées par ce moyen. J'ai vu guérir en bien peu de temps par le bain seul, et sans l'emploi d'autre médication, des cas de cécité et de surdité, celle-ci complète pour une oreille, celle-là presque complète. Je me souviens d'un cas de rhumatisme aigu arrivé à un tel degré d'acuité que le malade poussait des cris de douleur au moindre attouchement. Tous les traitements ordinaires avaient échoué et ce fut avec la plus grande difficulté qu'on porta le malade au bain. Résultat presque incroyable : il s'en retourna à pied... *Pour moi*, ajoute l'auteur, *je n'en suis plus à me demander ce que peut guérir le bain, et je cherche encore dans quel cas il peut échouer.* »

Une mention spéciale est nécessaire pour une maladie attribuée par le public à la goutte, et qui, souvent très longue et difficile à guérir par les moyens généralement employés, cède presque toujours en très peu de temps aux bains de sudation avec massage. Nous voulons parler de la soi-disant goutte sciatique.

Le traitement de la sciatique est un des triomphes du bain turc. Nous avons connu des malades qui avaient été préalablement abreuvés de médicaments, électrisés et pulvérisés au chlorure d'éthyle sans résultat, et qui ont vu leurs douleurs disparaître après quelques séances de massage à l'étuve.

« Parmi les névralgies, celle du nerf sciatique, dit Lambert, est une des plus fréquentes, des plus douloureuses, et des plus tenaces aux agents médicinaux. Si nous énumérions ici tous les remèdes qui ont été mis en usage contre cette névrose, nous passerions en revue presque toute la matière médicale, dont les préparations essayées tour à tour ont été abandonnées. Les saignées, les sangsues, les vésicatoires, parfois saupoudrés de morphine, par la méthode endémique, les moxas et l'électricité, ont seuls survécu à cette polypharmacie. Si ces agents ont obtenu quelques succès, dans combien de cas n'ont-ils pas échoué ? Ils avaient été successivement employés sans résultats contre la plupart des sciatiques qui ont cédé aux bains Russes. L'action de la vapeur, secondée par les frictions, le massage, la fustigation, les douches de vapeur, et dans certains cas par l'électricité, offre sans contredit la réunion des moyens curatifs les plus puissants que l'on puisse opposer à cette douloureuse maladie. Les nombreuses guérisons obtenues nous font concevoir l'espérance de triompher de toutes les sciatiques, par cette médication assez longtemps continuée ; car, si l'on peut objecter quelques insuccès, ce n'est que dans certains cas très chroniques, où le malade a manqué de persévérance.

« Il arrive dans certains cas que les douleurs disparaissent du jour au lendemain ; d'autres fois, elles ne cèdent entièrement que quelque temps après l'usage des bains. Lorsque la sciatique est ancienne, il convient de prendre les douze premiers bains de suite, en commençant la douche de vapeur dès le sixième. S'il survient une époque critique, il faut suspendre momentanément la douche, pour y revenir dès que l'affection reste à l'état stationnaire. La guérison qui a suivi cette marche perturbatrice est beaucoup plus durable que dans les cas où la sciatique a cédé insensiblement. Après cette première série, le malade prendra ses bains tous les deux jours, jusqu'à entière guérison. Il les continuera ensuite comme moyen hygiénique, pour prévenir les rechutes, alors même que les douleurs auront complètement disparu. »

Lambert écrivait au commencement du siècle dernier, par conséquent avant la réintroduction dans nos usages du bain Turco-Romain, c'est-à-dire du bain d'air *sec*.

S'il avait eu à sa disposition ce moyen, il aurait été encore plus affirmatif dans ses convictions, car l'on peut poser aujourd'hui comme fait certain que dans les sciatiques simples non symptomatiques d'une maladie de la moelle épinière, le bain d'air sec n'échoue pour ainsi dire jamais.

Comme exemple de son efficacité dans cette affection, je citerai le fait suivant. Un officier parent d'un de mes amis, et qui avait donné sa démission pour s'occuper d'agriculture, s'est vu dans l'impossibilité de continuer ses occupations par suite d'une sciatique double. Tous les traitements classiques avaient été essayés sans résultats, et la marche lui était devenue impossible. Sur ces entrefaites, le Dr Lucas-Championnière conseilla une cure au Hammam, que le malade suivit, on peut le dire, *con amore*. Se faisant transporter le matin au Hammam, il prenait un bain en arrivant, déjeunait à l'établissement, et en reprenait un autre dans le cours de l'après-midi, suivi, bien entendu, de massage et de douche. Après huit jours de ce traitement, la douleur avait complètement disparu, mais le patient continua à prendre un bain par jour tous les matins pendant une deuxième semaine. La guérison a été définitive et l'ex-invalide, devenu un fervent de la bicyclette, fait quelquefois ses cent kilomètres par jour.

Quoique le bain d'étuve ne soit pas toujours admissible dans les maladies organiques sérieuses du cœur, la plupart des sujets atteints de troubles de cet organe, d'origine arthritique, s'en trouvent très bien. C'est probablement à des faits de ce genre que fait allusion sir John Fife quand il dit que les malades ayant des affections cardiaques en retirent un bien inespéré. « La chaleur élevée de l'étuve incommode bien moins le cœur, dit-il, qu'un bain ordinaire (1). »

Parmi les maladies étroitement liées à la goutte et justiciables du bain, on peut encore citer, selon le Dr Goolden, l'eczéma, le mal de Bright et le psoriasis.

Il est un préjugé que j'ai souvent à combattre chez les arthritiques, à savoir que le bain d'air chaud porte le sang à la tête et que par conséquent il doit être dangereux pour les congestifs, chez lesquels le cerveau se trouve déjà naturellement hyperémié. « Les gens sanguins et disposés à l'embonpoint, dit le Dr Sheppard, nous font souvent l'objection suivante : — *J'ai peur*, disent-ils, *d'un coup de sang*. — Il n'y a aucune raison pour supposer qu'un tel effet puisse résulter d'un bain d'air chaud. » Pour nous, le bain d'air chaud est au contraire le traitement par excellence de cet état, mais un congestif doit nécessairement se conformer aux prescriptions que nous imposons à tout le monde, s'entourer de précautions dans les débuts et éviter ensuite tout excès et toute exagération.

Ainsi pratiqué, le bain turc est au contraire, hors les cas exceptionnels, le plus puissant et le plus agréable des *décongestionnants*. La meilleure preuve de ce fait, c'est qu'à Londres les gens pris de boisson s'y rendent souvent pour dissiper les effets de l'ivresse.

Par contre, il est une croyance bizarre qu'on retrouve chez beaucoup d'enthousiastes et qu'il est utile de relever. Un auteur cité par le docteur Coley émet la

(1) La valeur du bain comme tonique du cœur a été étudiée expérimentalement par Bianchi et Félix Regnard qui ont démontré à l'aide du phonendoscope son action rééducatrice quant à l'élasticité de cet organe. L'indication de cette hygiène dans les cas d'anélastose cardiaque au début est donc formelle (V. *Communication du Professeur Marey*, Académie des Sciences, Janvier 1899).

théorie qu'on peut débarrasser l'organisme humain des germes de différentes maladies fébriles, telles que la scarlatine, en soumettant le patient à une température élevée, tout comme on peut désinfecter une literie à l'étuve. « Pour anéantir sûrement, dit cet auteur, le virus de la fièvre, le bain turc doit élever la température du sang à 70°, et pour atteindre ce chiffre, le malade doit se trouver dans une température de 80 à 90°. »
« Il y a, dit le docteur Coley, trois objections à faire à cette opinion ; en premier lieu, le bain à 90° n'élèverait pas la température du sang à 70° ; en deuxième lieu, si la température du sang s'élevait à un degré même bien inférieur à celui-là, le malade succomberait, et enfin, en troisième lieu, les germes virulents ne seraient pas détruits. »

En améliorant la santé générale, on peut, par le bain, augmenter la résistance aux maladies. Mais on ne peut pas tuer directement les germes *figurés*. Comme cependant beaucoup de gens qui se croient malades ne sont atteints réellement que par des virus purement imaginaires, le bain turc, grand agent de phagocytose mentale, et grand exutoire des microbes de l'esprit, doit dans certains cas de ce genre convenir admirablement.

Si cependant il est impossible d'admettre que les germes de maladie, microbes, bactéries ou autres, puissent être détruits dans le corps directement par la chaleur du bain, il y a élimination des toxines par la transpiration et exaltation des moyens de défense de l'organisme, comme résultat de son action tonique. Cette élimination, du reste, explique en partie sa valeur dans les intoxications par les drogues, dont il sera question plus loin. Le docteur Richard Millant rapporte que, dans les établissements où l'on emploie le bain comme moyen de guérir les intoxiqués par la morphine, les murs des étuves, les sièges ainsi que les linges où l'on fait transpirer les malades, sont imprégnés de cet alcaloïde (1).

L'obésité, qui, pour le public, est le signe certain d'un excès de santé, mais que les médecins placent aujourd'hui parmi les maladies par ralentissement de la nutrition, a une parenté des plus étroites avec les affections rhumatismales et goutteuses. Chez 108 obèses, dont les observations sont rapportées par le professeur Bouchard, le rhumatisme musculaire se rencontrait 42 fois, le rhumatisme articulaire aigu 33 fois, le rhumatisme articulaire chronique 13 fois, la goutte 3 fois.

Après l'exercice, le bain turc est le moyen le plus sûr, le plus facile et le plus commode pour combattre cet état. « On a fait, dit le professeur Bouchard, grand usage et grand abus de la sudation dans le traitement de l'obésité et l'on a fait voir au malade émerveillé qu'il avait perdu cinq cents grammes et jusqu'à un kilogramme de son poids après un bain de vapeur (2). Ce que le malade avait perdu, c'était de l'eau que le sang avait empruntée aux tissus et qu'il devait leur restituer dès que cette eau lui aurait été fournie par les boissons. »

Quelles conclusions doit-on tirer de là, sinon que pour bénéficier du traitement de cette infirmité, il faut vaincre la mauvaise habitude (car ce n'est qu'une habitude) d'ingurgiter des liquides à satiété : règle qu'il faut prescrire toujours aux obèses, qu'il s'agisse d'une

(1) *La Drogue*, par le Dr Richard Millant.
(2) Les jockeys se font maigrir quelquefois de 5 kilos en un bain.

cure par le bain turc ou par tout autre traitement.

Un autre groupe de cas qui se rattache au précédent, et qui se trouve également bien des bains d'étuve, comprend les phénomènes nombreux dépendant des troubles fonctionnels du foie et de l'estomac, et qui, *ventre pharmacis exinanito*, ont dépassé la période des grains de santé d'aloès, d'évonymine, de cascara, etc... Pour l'hypocondrie, si souvent symptomatique des affections viscérales, il n'y a très certainement aucun traitement qui puisse se comparer avec le bain turc, et si la maladie persiste quand même, c'est presque toujours parce que le malade, croyant se trouver en possession d'un remède infaillible contre les écarts de régime, ne s'observe pas suffisamment. Je fus consulté par un malade âgé de quarante ans environ, atteint depuis cinq ou six ans d'hypocondrie et de troubles d'estomac, associés à une dilatation de cet organe, et d'engorgement chronique du foie : — amaigrissement, — douleurs violentes à l'épigastre trois heures environ après les repas, — digestion pénible avec gonflement et éructations, — vertiges, palpitations, — constipation alternant avec diarrhée, — etc. L'examen physique révélait, avec une dilatation considérable de l'estomac et du clapotement, un certain gonflement du foie.

Grâce à un traitement dont le lavage de l'estomac et le bain turc firent tous les frais, les douleurs disparurent complètement, et tous les autres phénomènes s'amendèrent, le malade reprenant l'embonpoint qu'il avait perdu. Aujourd'hui, il se rend parfaitement compte de la nature de son affection et des moyens qui peuvent en favoriser les rechutes ; malgré cela, je le vois de temps en temps souffrant des mêmes douleurs, et, chaque fois, pour avoir eu la faiblesse de trop bien « dîner en ville ».

C'était surtout dans le cas de dyspepsie que le bain turc était préconisé par sir Benjamin Brodie, et sir Erasmus Wilson observe que l'un des effets les plus remarquables du bain est de maintenir l'équilibre des fonctions de nutrition qui constitue la santé. « Le bain, dit-il, nous donne de l'appétit et nous facilite la digestion. » Le professeur Ringer fait observer qu'il rend des services à ceux qui, ayant trop peu sagement dîné en ville, la veille, souffent le lendemain « de malaise ou d'indigestion. C'est également utile aux habitants des grandes villes qui, mangeant trop bien et menant une vie sédentaire, s'emplissent et s'épaississent, se fatiguent facilement, manquent d'énergie et de vigueur mentale. » Mais c'est dans les cas de ce genre précisément que l'emploi du bain turc peut quelquefois constituer un danger. On ne doit, selon nous, en faire usage que pour remédier aux tendances diathésiques ou aux conséquences fâcheuses d'excès antérieurs. Celui qui se trouve dans la nécessité d'avoir recours au bain turc pour neutraliser les résultats d'un bon dîner, ferait mieux de comprendre que l'heure est sonnée pour lui où il serait plus sage d'observer une plus grande modération dans les douceurs de ce genre.

Je suis mieux d'accord avec le professeur Ringer, quand il indique le bain comme traitement des maladies du foie, résultant de la malaria et du séjour dans les pays chauds. J'ai donné des soins à un jeune homme présentant une affection d'origine paludéenne, et qui vint me trouver pour des troubles gastro-intestinaux, accompagnés d'idées d'hypocondrie. Au point de vue moral surtout, le bain turc lui était d'une utilité incontestable. Mais comme j'avais fait pratiquer en même temps le lavage et le massage de l'estomac, le résultat ne peut être mis entièrement sur le compte du bain. Toujours est-il que le malade, jeune peintre distingué, s'est trouvé guéri par l'ensemble du traitement, et qu'il a pu reprendre ses travaux.

Une troisième catégorie comprend une foule d'affections des voies respiratoires, soit aiguës, soit chroniques. « Nous retrouvons, dit le docteur Janicot, un refroidissement à l'origine de quarante ou cinquante maladies sur cent, et cela chez le riche comme chez le pauvre, dans un palais comme à l'hôpital. Or, on peut affirmer que neuf fois sur dix, la pratique de l'étuve sèche et de l'hydrothérapie constitueraient une assurance admirable contre ces maladies *a frigore* ou par refroidissement. Pas de blindage qui vaille contre elle cette gymnastique méthodique et sans danger des millions de vaisseaux capillaires de la peau que le *tepidarium* dilate, que la douche froide resserre, que chaleur et froid successifs tonifient, endurcissent, vitalisent, si je puis m'exprimer ainsi. »

C'est également l'avis du professeur Ringer. La tendance au refroidissement peut être combattue par l'emploi du bain turc une ou deux fois par semaine. « Dans les catarrhes chroniques accompagnés de plus ou moins d'expectoration et d'oppression, le bain, dit-il, amène un soulagement considérable et immédiat, diminuant l'expectoration et facilitant la respiration. Dans l'asthme bronchique et l'asthme emphysémateux, une série de bains est très utile. Ce moyen est aussi efficace contre la bronchite chronique, prévenant la tendance au refroidissement. Au début d'un gros rhume, le bain turc pris à temps enrayera le mal, faisant disparaître la courbature et supprimant immédiatement la raucité de la voix. Même pour un rhume de quelques jours, le bain sera utile, quoique les bons effets en soient moins frappants. Le bain turc emportera les restes d'un gros rhume, tel que l'enrouement, la toux avec expectoration et la courbature. Dans l'étuve chaude, la voix redevient généralement claire et naturelle; ensuite l'enrouement revient en partie; mais une amélioration progressive se voit alors, et une répétition du bain hâte la convalescence. »

Le bain d'air chaud est donc le moyen de soulagement approprié dans beaucoup d'affections catarrhales, aiguës ou chroniques des voies respiratoires. Je l'ai constamment conseillé dans la grippe, et je suis si bien convaincu qu'on ne risque pas d'aggraver ainsi les maladies par refroidissement, comme le croient les adversaires théoriques de ce mode de traitement, que je n'ai jamais hésité à le recommander aux patients atteints d'affections de ce genre, et ai même eu à m'en louer dans des cas d'iritis. Le docteur Thudichum observe que les personnes sujettes à des bronchites à répétition acquièrent une immunité complète par l'emploi du bain. Le docteur Goolden est aussi de cet avis et le docteur Brereton l'admet même dans des cas de phtisie pulmonaire au début. Après le bain turc, dit encore le docteur Longe, « grâce à l'énergie communiquée à tous les organes et en particulier à la peau, on supporte beaucoup mieux le froid et l'humidité. C'est ce que nous avons constaté nombre de fois sur nous-même en nous exposant à l'action de l'air froid, soit au sortir du bain, soit au sortir d'un bain russe. Non seulement nous supportions le froid sans peine, mais aussi nous éprouvions une certaine jouissance, comparable à celle que fait éprouver un vent frais au milieu d'une journée brûlante de l'été ».

Il est utile de remarquer que, contrairement à ce que l'on pense dans le vulgaire, la transpiration en elle-même n'est nullement affaiblissante. « Si, dit l'éminent physiologiste Carpenter, on est exposé à une température très élevée sans se livrer à aucun mouvement, on n'éprouve pas de perte de forces. Tout au contraire, celles-ci se trouvent augmentées. » Le bain turc, dit encore le professeur Ringer, est un vrai tonique; par tonique je veux dire un moyen qui augmentera et la destruction et la reconstruction, celle-ci restant, bien entendu, en excès. « Nous ne savons pas, dit le docteur Sheppard, si nous éliminons par la transpiration quelque chose qui empêche la bonne assimilation des aliments : il n'en est pas moins vrai que les gens émaciés reprennent du muscle après quelques bains turcs et paraissent renaître à la vie. »

Dans un quatrième groupe dans lequel on peut ranger certaines manifestations psycho-neurotiques, le bain agit par une véritable action hypnotique. Dans les neurasthénies à forme irritable avec parasthésies, rien n'est plus soulageant. Les parasthésies ou perversions de la sensibilité sont quelquefois des obsessions atroces. Elles constituent l'un des symptômes les plus pénibles dans les sevrages mal dirigés de drogues. Les malades ont alors des sensations comme s'ils étaient piqués par des milliers d'épingles ou d'orties, l'intensité de la souffrance étant en rapport avec la nervosité du sujet. Les dyspeptiques, les hépatiques et les diabétiques peuvent aussi éprouver des sensations semblables, et lorsque les victimes de ces troubles de métabolisme sont en même temps neurasthéniques, la souffrance

peut devenir tellement intolérable (car il y a des souffrances plus insupportables que la douleur), qu'elle
mènera au suicide.

Cet état d'inquiétude des toxicomanes, ce *supplicium
neuricum*, est calmé admirablement par le bain d'air
chaud. Comme dans l'hypnotisme classique, la tension
maladive fait place à une détente, et un état de « *désin-
térêt* », d'. « *endormissement* », quant à l'inquiétude, suc-
cède à l'éréthisme nerveux. C'est de l'hypnotisme pour
ainsi dire à l'état de veille. « Le bien-être qui en résulte
est *manifeste*. On se sent, dit le docteur Longe, à l'aise,
léger d'esprit, on éprouve du contentement qui va quelquefois même jusqu'à la béatitude, surtout lorsqu'on
sort des étuves à température plus élevée... Dix minutes
plus tard le bien-être est à son apogée. Il semble qu'on
sort régénéré et un sentiment de quiétude universelle se
répand dans tout l'être (1). » On ne se « désintéresse »
cependant dans cet état de « *prœdormitium* » que des
préoccupations et « ruminations » maladives, et tandis
que le malaise s'endort, le psychisme entre dans un état
de quiétisme, qui, par opposition à l'énervement anté-
rieur, ressemble assez au bouddhique Nirvâna. Les
non initiés ne se doutent certainement pas qu'il soit possible, avec un peu d'imagination, de trouver dans le
bain turc autant de délices ésotériques.

L'état de quiétude et d'apaisement que procure le
bain est du reste bien connu des opiomanes qui « tirent
sur le bambou », et beaucoup de fumeurs intermittents
se *retapent* par ce moyen après une nuit de débauche.
Plus tard, lorsque l'habitude sera prise, c'est le bain
qui, en réduisant la souffrance du *besoin* au minimum,

(1) *Recherches expérimentales sur les bains d'air sec.* (Bain Turc
Hammam.) Thèse de Paris, 1880.

pourra devenir leur meilleur secours pour le sevrage.

On comprend d'après ce qui précède combien le bain doit être utile dans l'insomnie, et les guérisons qui ont été obtenues au Hammam, de cet état si pénible, sont aussi nombreuses que remarquables.

Comme exemple, je citerai le cas d'un jeune étranger qui, atteint de neurasthénie à la suite de surmenage physique et moral, ne dormait pas plus d'une heure par nuit. Tous les traitements usités ordinairement avaient échoué, et l'état de dépression et maigreur empirant chaque jour, son médecin, le docteur Crouzan, lui conseilla le Hammam. Il y alla tous les jours et, dès que la sudation commençait, on lui faisait un massage *léger et prolongé*, — c'est l'effleurage du reste qui est le plus hypnotisant, — suivi d'une douche tiède et brisée, car il faut, dans ces cas, de la sédation et non de la stimulation. A la quatrième séance, ce malade dormait trois ou quatre heures par nuit, et au bout de vingt-cinq jours il avait recouvré le sommeil normal, et avait pendant ce laps de temps engraissé de trois kilos.

Mais ce n'est pas seulement dans les cas d'insomnie que l'action *hypnotique* du bain est utile. Ceux qui ont quelques notions de psychothérapie se rendront compte de la valeur, dans certains états nerveux, du demi-hypnose en lequel on peut s'induire, si le bain est pris dans les conditions voulues. Il y a bien des gens qui passent leur temps dans un état perpétuel « d'éparpillement de la volonté ». Ils veulent faire tout à la fois et sont incapables de concentrer leur attention sur quoi que ce soit. Ils ne peuvent entreprendre un travail ni une affaire quelconque sans continuer à s'occuper ou à se préoccuper de toutes sortes d'autres choses, s'interrompant à chaque instant pour poursuivre une idée nouvelle. Cet état d'esprit, naturel aux cerveaux du Midi, fatigue les Parisiens de Paris, qui ne peuvent se maintenir au diapason méridional sans surmenage. Les candidats à la neurasthénie le savent bien et évitent instinctivement la vie trop bruyante, et les surmenés, qui sont sur la pente de la grande psychose, feraient sagement d'en faire autant dans la mesure du possible.

Parler de *Self-Discipline*, d'orthopédie morale peut paraître excessif dans une étude sur le bain turc, mais en vérité le séjour à l'étuve peut être utilisé comme un puissant moyen de maîtrise de soi et de rééducation du caractère. A cet effet donc, en entrant dans le calidarium, le neurasthénique s'installera dans son fauteuil, fermera les yeux, et essayera autant que possible de se recueillir et de ne penser à rien. Il cherchera ensuite à atteindre le *Kief*, à se mettre dans un « état de l'esprit qui s'isole de toutes choses, de toutes sensations, de toutes pensées, pour se replier tout entier sur un coin de lui-même, qui dans le calme, sans tension, sans effort, sans fatigue, vivifie et féconde quelques idées préalablement choisies, par l'attention purement contemplative qu'il leur accorde ».

La « réflexion méditative », comme l'appelle Payot, renforcée par le bien-être physique du bain, et par la béatitude qui en résulte, reconnue par tous les auteurs que nous avons cités, amènera à la longue « l'état de charme » de Liébault, état dans lequel, en raison de l'interdépendance du physique et du moral, tous les efforts de self-discipline, et de concentration de l'attention, peuvent devenir des semences idéogéniques de santé future.

5

Le docteur Paul Farez, dans une étude récente sur cette question (1), reconnaît que les Psychothérapeutes ont fait un grand pas en associant la « suggestion armée » aux anciens procédés d'hypnotisme. Les agents physiques, et surtout le bain turc, aident puissamment à déterminer la détente du système nerveux si nécessaire pour réaliser la sédation de l'hyperémotivité, de l'érétisme sensoriel et de la rumination mentale. « Il y a, dit le docteur Farez, entre la physicothérapie et la psychothérapie une copénétration incessante, la première étant l'auxiliaire non seulement utile, mais *indispensable* de la seconde. » Le docteur Farez reconnaît que le bain turc est un des meilleurs moyens de *concrétiser* la suggestion et de lui donner un corps, un soutien. Dans les toxicomanies caractérisées par le manque de volonté, par de l'aboulie, cette association d'agents physiques a toujours eu entre ses mains un effet des plus heureux.

Je viens de faire allusion à cette maladie réputée si difficile à guérir, l'habitude des drogues. Dans des publications antérieures, j'ai fait connaître les remèdes usuels les plus convenables pour combattre le besoin quasi-irrésistible qui fait que les malades les plus désireux de renoncer à leur passion échouent si souvent dans leurs tentatives de guérison. Le bain turc rend ici de tels services qu'on peut le considérer comme un des plus importants des moyens de traitement.

Le besoin d'alcool ou de morphine peut en effet être considéré comme la manifestation d'un état d'irritabilité latente, d'une faiblesse irritable occulte, et c'est un

(1) *Les Agents physiques en Psychothérapie. Revue de Psychothérapie*, 2ᵉ série, 25ᵉ année. Nº II.

équilibre fictif momentané que les tributaires trouvent dans les stimulants auxquels ils s'adonnent.

On comprend alors que le bain turc qui tonifie et calme, qui est le grand remède de l'irritabilité, devrait être indiqué *a priori*, et l'expérience de ceux qui l'ont pratiqué a pleinement confirmé cette prévision. Il faut cependant se mettre en garde contre les erreurs d'appréciation, car certains médecins très autorisés ont mal interprété les faits qu'ils ont observés et en ont tiré des conclusions tout opposées, il nous semble, à celles qu'ils auraient dû en déduire. On peut citer comme exemple l'opinion d'un spécialiste des plus distingués, le docteur Norman Kerr, qui s'exprimait ainsi : « Un éminent savant, professeur de l'art de guérir, annonçait dernièrement qu'il pouvait enrayer le désir de l'alcool au moyen du bain turc en huit jours. Heureuse idée! les Sociétés de Tempérance n'auront qu'à construire des Hammams dans toute la contrée, persuader aux éthyliques d'y aller tous les jours pendant une huitaine, et tout sera dit! Ceci n'est malheureusement qu'un rêve oriental aussi peu substantiel et illusoire que le mirage dans le désert. »

« Personne, plus que moi, ajoutait le docteur Kerr, n'est partisan du bain turc, mais je ne m'y rends jamais sans y rencontrer des viveurs qui y vont pour aiguiser l'appétit, afin de pouvoir continuer à manger et à boire (1). Avant de faire la fête, ils ont l'habitude de

---

(1) Si le Dr Norman Kerr vivait aujourd'hui, il trouverait bien plus à critiquer dans certains établissements. Les Hammams de Paris et de Londres sont fermés à 7 heures du soir, mais il y a à Londres, et surtout en Amérique, des bains Turcs ouverts toute la nuit, et dont la clientèle se compose presqu'entièrement d'alcooliques. « Arrivant un jour vers 3 heures du matin à Chicago, me racontait un Américain, et fatigué du voyage, je me fis conduire au

prendre le bain qui relève la saveur des viandes, et ajoute aux charmes de l'alcool. » Une telle objection est manifestement absurde : c'est exactement comme si l'on disait que le goutteux, désireux de guérir, et qui a appris que le bain peut l'y aider puissamment, ne doit pas le pratiquer parce que certains arthritiques s'en servent pour pouvoir continuer leurs excès. On peut abuser de tout, mais il est illogique de tirer de l'abus un argument contre l'usage rationnel et scientifique d'un moyen utile et hygiénique entre tous.

Le fait intéressant en somme, et qu'il faut retenir, c'est que dans l'irritabilité dépressive qui est la conséquence de l'abus de l'alcool, de la morphine ou de la cocaïne et même du tabac, le bain turc, convenablement employé, est le plus efficace des toniques, le plus certain et le plus exempt d'inconvénients des calmants. L'impossibilité qu'il en fût autrement ressort même de la comparaison de l'action des drogues euphoriques et de l'effet physiologique du bain turc.

Comme nous venons de le dire, l'alcoolique ou le morphinomane a recours à leur stimulant pour le remonter, pour le calmer et le tonifier, pour retrouver, en un mot, l'euphorie et l'équilibre. « L'état de bien-être et de contentement, dit le docteur Longe, *qu'on éprouve dans le bain, peut aller quelquefois jusqu'à la*

---

bain Turc le plus proche. Quelle ne fut pas ma surprise, en entrant dans le Tépidarium, de me trouver dans un véritable Pandémonium. Comme c'était précisément l'époque de l'élection présidentielle, je crus être tombé au milieu d'une réunion politique. « N'y faites pas attention, me dit le masseur, ce ne sont que des « *overnight drunks* ». Ils se calmeront bientôt. » En effet, sous l'influence du bain, les manifestations les plus bruyantes de l'ivresse se dissipèrent rapidement, et après quelques heures de sommeil dans l'étuve, les « pochards de la veille », redevenus de « *respectable American citizens* », étaient en état de sortir et de vaquer à leurs affaires.

béatitude, la quiétude d'esprit et à un sentiment de régénération. » Nous avons démontré que les phénomènes que le docteur Longe décrit chez les baigneurs ordinaires, les morphinomanes en sevrage les éprouvent également et tous les spécialistes reconnaissent maintenant l'exactitude de nos affirmations. « Au même titre, dit le docteur Guimbail (1), en parlant de certains médicaments que nous préconisions, le bain turc peut être utilisé dans la suppression de la morphine : il existe quelque vague ressemblance entre les sensations qu'il provoque et celles que fait naître la piqûre de morphine. Le bien-être qui nous envahit dans son action n'est pas sans quelque rapport avec l'euphorie hyperémiante générale à laquelle donnent lieu les injections de la solution stimulante. Le bain turc un peu prolongé et suivi d'un habile massage laisse après lui un état d'apaisement et de calme précieux pour combattre l'agitation inséparable de la période d'abstinence. »

« C'est un moyen scientifique, affirme encore le docteur Burnett, qui rend facile la guérison de l'alcoolisme et de la morphinomanie. » Et en parlant des mêmes maladies, dans son rapport à l'*Association Américaine pour l'étude et la guérison de l'alcoolisme :* « C'est la perfection, dit le docteur Crothers, de la science sanitaire. L'alcoolique se transformera ainsi en un homme d'une moralité et d'une élévation de caractère plus grandes (*a cleaner man on a higher plane*). En tant que prophylaxie, le bain turc tient la tête devant tous les autres remèdes. Ce sera comme si on débarrassait le malade d'un poids qui l'oppresse, ce qui lui permettra ainsi un jeu plus libre et plus complet de l'ensemble

(1) *Les Morphinomanes,* 1892.

des fonctions vitales, et créera un sentiment de propreté et de bien-être qui aura son retentissement dans l'âme. »

Tout dernièrement, enfin, le docteur Mignon (1) a confirmé, à la *Société de psychothérapie*, la thèse que nous soutenons sur la valeur du bain de sudation dans les cas qui nous occupent. « L'effet sur le système est *en même temps sédatif et tonique*, fait sur lequel Jennings a spécialement insisté, et que nous avons nous-même contrôlé. On comprendra alors combien ce moyen d'élimination, de tonification et de sédation biochimique doit être utile dans les troubles métaboliques des psycho-névroses d'origine toxique, qui, comme le morphinisme, sont caractérisés par un état potentiel de *faiblesse irritable.* »

Toute action médicamenteuse pouvant du reste être considérée, en dernière analyse, comme dépendant d'un mode spécial de vibration, l'indication de l'emploi de vibrations calorifiques pour soulager un besoin causé par la suppression d'un médicament calorigène est patente (2).

Nous avons insisté un peu longuement sur la valeur du bain dans les toxicomanies, et nous espérons avoir

(1) Les bains de lumière et les douches chaudes dans le traitement de démorphinisation. *Revue de psychothérapie et de psychologie appliquée.* 2e série. 25e année. N° 7.

(2) Il est évident que le bain, en atténuant par l'élimination constante et régulière du poison, et surtout par son effet tonique sur la santé, les fâcheuses conséquences de l'abus des drogues, permettra aux Opiomanes et aux Morphinomanes de continuer, souvent pendant de longues années, une habitude qui les aurait menés autrement au Morphinisme.

Un de nos amis, journaliste distingué, auquel nous avions indiqué, il y a une vingtaine d'années, ce moyen de *guérison* de la morphine, s'en est très bien trouvé ; et la plupart des inconvénients de la morphine ayant été ainsi conjurés, il a continué et continue toujours à en prendre. Il me soutient qu'ayant trouvé le moyen de fait ressortir toute l'importance de ce moyen de traitement dans les intoxications par les drogues. Il serait cependant erroné de supposer que ce bain est une *panacée*, un remède, dans le sens usuel du mot, qui dispense le malade de suivre un traitement thérapeutique complémentaire. Si le bain turc, en agissant comme tonique et comme calmant, atténue les malaises du sevrage rationnel, il y a des facteurs du besoin qui nécessitent pour leur soulagement complet des médications appropriées. Il est vrai que certains spécialistes croient utile pour le malade de le laisser souffrir, mais tel n'est pas notre avis : la souffrance peut et doit être empêchée. Ce serait sortir de notre cadre de développer cette matière ici, mais nous pouvons affirmer — *experto crede* — non seulement qu'il est aussi inutile qu'inhumain d'infliger aux malades les tortures qu'ils ont à endurer dans les soi-disant « cures de démorphinisation », mais aussi, qu'il n'y a pas de malaise de désintoxication qui ne puisse être soulagé par une thérapeutique convenable (1).

vivre en bonne intelligence avec son ennemi et n'ayant pas le temps pour le moment de se soumettre à un sevrage méthodique, il ne juge pas urgent de faire l'effort nécessaire pour s'émanciper de l'esclavage, quelque odieux qu'il lui soit.

Mais l'immunité dont paraissent jouir certains Morphinomanes contre les conséquences de l'habitude, ne devrait pas leur servir d'excuse pour persévérer dans l'emploi de leur drogue.

Nous avons déjà fait observer combien il est nuisible, à la longue, pour la santé, d'employer le bain pour se permettre de faire tous les jours des excès de table ou pour conjurer les effets de l'alcoolisme.

Il est également imprudent de s'en servir pour continuer l'abus des opiacés.

(1) Voir notre essai : *The Morphia Habit and its Voluntary Renunciation*. London. Baillière Tindall and Cox, 1909. Traduction française par le docteur Mignon. *Morphinisme et Morphinomanie. Les différentes méthodes de sevrage sans souffrance.* Paris, Vigot Frères, 1910.

Quelques mots pour terminer sur la manière de prendre le bain.

On devrait adopter comme règle de conduite une modération égale dans toutes les phases du bain. Les débutants feront bien de se méfier des clients trop enthousiastes des établissements publics, qui, habitués à ce milieu, et prenant eux-mêmes des bains exagérés, s'offrent souvent comme mentors, heureux d'étaler leurs connaissances sur la matière. Il en résulte quelquefois des accidents en apparence inquiétants qui peuvent indisposer les néophytes. Je connaissais un adepte fervent du bain turc qui restait dans l'étuve tant qu'il n'avait pas perdu six livres par la transpiration. Un de mes amis, prenant le bain pour la première fois, s'est laissé séduire par les théories de ce professeur de balnéo-thérapie, et, ayant cuit pendant une demi-heure dans une étuve à près de 100°, a été très surpris de voir que mes prévisions sur l'effet tonique du bain s'étaient trouvées complètement faussées.

Des températures aussi élevées ne sont pas nécessaires ; il est préférable, pour les non initiés, de passer 3o à 40 minutes dans une étuve à 60° que de rester un quart d'heure dans un calidarium dépassant 100°.

Au Hammam de Paris, du reste, l'étuve à 100° a été supprimée. La température de la pièce où il fait le plus chaud ne dépasse plus jamais 85°.

Quant au massage, le pétrissage peut convenir dans quelques cas, mais en thèse générale, à moins qu'il n'y ait indication spéciale comme pour la sciatique ou l'obésité, le massage à frictions vaut mieux. Enfin, en ce qui concerne la douche, pour avoir le bain turc complet, je suis partisan, pour ceux qui peuvent les supporter, de températures aussi basses que possible, surtout si l'on est forcé de s'en aller aussitôt après le bain. A température égale, le jet brisé paraît plus froid que le jet plein, mais lorsque la pression d'eau est suffisante, on peut se servir de l'un ou de l'autre ; sinon, il est plus agréable de se faire doucher avec le jet plein, qui a une action plus énergique et plus stimulante.

L'effet, du reste, de la douche finale succédant à la chaleur de l'étuve est tellement agréable, qu'on est tenté parfois de la prolonger outre mesure, mais il vaut mieux être raisonnable et ne pas commettre d'imprudences. Pour terminer, on se reposera pendant quelque temps, d'une demi-heure à une heure, dans le Frigidarium « *to cool off* » pour laisser tomber la réaction et se rafraîchir.

En somme, il faut retenir que l'abus en tout est nuisible, et qu'il est préférable de prendre deux ou trois bains modérés par semaine qu'un seul d'une façon exagérée. Pratiqué ainsi, et en observant les règles du bon sens ordinaire, il n'y a pas d'hygiène plus utile et agréable pour conserver la santé, ni de thérapeutique plus largement applicable, que le bain de sudation suivi de massage et de douches.

INDEX DES PRINCIPALES MALADIES
MENTIONNÉES DANS CE TRAVAIL

ALENÇON. — IMP. GEO. SUPOT